Habenstein • Stucki • Gysin-Maillart

**Therapie-Basics**
**Plananalyse und Motivorientierte Beziehungsgestaltung**



**Online-Material auf psychotherapie.tools**

Mit dem untenstehenden Freischalt-Code erhalten Sie die digitalen Arbeitsmaterialien aus diesem Buch. Hierfür ist eine Registrierung auf psychotherapie.tools notwendig:

1. psychotherapie.tools/online-material öffnen.
2. Freischalt-Code eingeben.
3. Auf »Freischalt-Code einlösen« klicken. Der Code ist einmal gültig.
4. Im Warenkorb auf »Credits einlösen« klicken und Vorgang nach Login abschließen.
5. Arbeitsmaterialien nutzen.

Die Arbeitsmaterialien stehen Ihnen in Ihrem Kundenkonto unter »Mein Material« dauerhaft zur Verfügung. Sie sind für Ihren persönlichen Gebrauch bestimmt.
Als Institution mit mehreren Nutzer:innen wenden Sie sich bitte an
vertrieb-psychotherapie.tools@beltz.de

78NYBC49FR

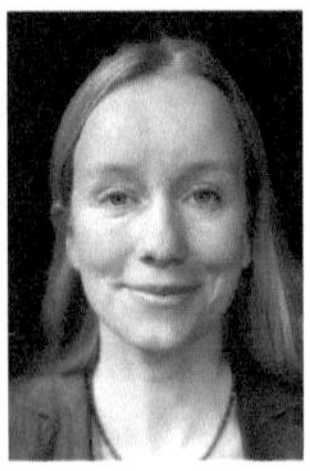

**Dr. med. Astrid Habenstein** absolvierte ihre Ausbildung zur Fachärztin für Psychiatrie bei den Universitären Psychiatrischen Diensten Bern. Ihre Grundausbildung in Psychotherapie nahm sie am Klaus-Grawe-Institut in Zürich wahr und ergänzte diese durch andere Therapierichtungen wie die Emotionsfokussierte Therapie (EFT) oder die Compassion Focused Therapy (CFT). Nachdem sie klinisch in vielen Bereichen Kenntnisse erwerben konnte – von der Psychotherapiestation über die Sprechstunde für Therapieresistenz bis hin zur Akutstation im Strafvollzug –, arbeitet sie seit über 10 Jahren in der Krisenintervention. Ihre wissenschaftlichen Schwerpunkte sind Anpassungsstörungen und präventive Psychiatrie.

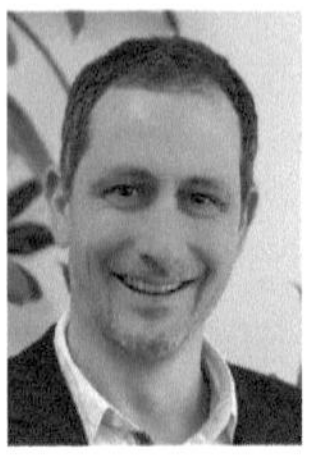

**Dr. phil. Christoph Stucki** ist Fachpsychologe für Psychotherapie FSP. Nach dem Studium arbeitete er als Assistent am Psychologischen Institut der Universität Bern mit Klaus Grawe und Franz Caspar zusammen und absolvierte dort die Psychotherapieausbildung mit kognitiv-behavioralem und interpersonalem Schwerpunkt nach den Berner Konzepten der Allgemeinen Psychotherapie. Seit 2012 ist er Leitender Psychologe an der Universitätsklinik für Psychiatrie und Psychotherapie der Universitären Psychiatrischen Dienste Bern (UPD). Er ist als Ausbilder und Supervisor von Ärzt:innen und Psycholog:innen in verschiedenen Psychotherapielehrgängen tätig und seit 2024 zusätzlich in eigener Praxis in Bern.

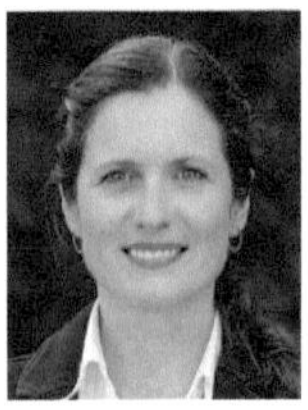

**PD Dr. phil. Anja Gysin-Maillart** ist Fachpsychologin für Psychotherapie FSP mit kognitiv-behavioralem Schwerpunkt (Klaus-Grawe-Institut Bern / ZH). Sie ist leitende Psychologin an der Universitätsklinik für Psychiatrie und Psychotherapie Bern (UPD), wo sie das Kompetenzzentrum Suizidprävention Schweiz leitet. Sie hat das Attempted Suicide Short Intervention Program (ASSIP), eine evidenzbasierte Kurztherapie zur Suizidprävention, mitentwickelt. Als Arbeitsgruppenleiterin im Zentrum für Translationale Forschung (ZTF) liegt ihr wissenschaftlicher Schwerpunkt auf der klinischen Suizidprävention. Ihre Forschungs- und Lehrtätigkeit erfolgt in Zusammenarbeit mit nationalen und internationalen Institutionen und zielt darauf ab, psychotherapeutische Ansätze zu erforschen und nachhaltig in der Praxis zu verankern.

Astrid Habenstein • Christoph Stucki • Anja Gysin-Maillart

# Therapie-Basics Plananalyse und Motivorientierte Beziehungsgestaltung

Mit Online-Material

BELTZ

Dr. med. Astrid Habenstein
Universitätsklinik für Psychiatrie und Psychotherapie
Schwerpunkt Affektive Störungen
Universitäre Psychiatrische Dienste Bern (UPD)
Bolligenstr. 111, CH-3000 Bern 60

Dr. phil. Christoph Stucki
Universitätspoliklinik für Psychiatrie und Psychotherapie
Kompetenzzentrum Psychotherapie
Murtenstr. 21, CH-3008 Bern

PD Dr. phil. Anja Gysin-Maillart
Universitätspoliklinik für Psychiatrie und Psychotherapie
Kompetenzzentrum Suizidprävention
Murtenstr. 21, CH-3008 Bern



FSC www.fsc.org
MIX
Papier | Fördert gute Waldnutzung
FSC® C089473

Dieses Buch ist erhältlich als:
ISBN 978-3-621-29259-7 Print
ISBN 978-3-621-29260-3 E-Book (PDF)

1. Auflage 2025


Verlagsgruppe Beltz
Werderstraße 10, 69469 Weinheim
service@beltz.de


Lektorat: Andrea Glomb
Umschlagbild: Lina Oberdorfer
Herstellung: Myriam Frericks
Satz: WMTP Wendt-Media Text-Processing GmbH, Birkenau
Druck und Bindung: Beltz Grafische Betriebe, Bad Langensalza
Beltz Grafische Betriebe ist ein Unternehmen mit finanziellem Klimabeitrag (ID 15985-2104-1001).
Printed in Germany

Weitere Informationen zu unseren Autor:innen und Titeln finden Sie unter: www.beltz.de

# Inhalt

# Verzeichnis der Arbeits- und Informationsblätter

INFO 2 • V

# Von der horizontalen zur vertikalen Verhaltensanalyse

**Die horizontale Verhaltensanalyse**

Das SORKC-Modell (Kanfer, 1956, s. folgende Abb.) als grundlegendes Modell der Verhaltenstherapie erklärt und analysiert die lerntheoretischen Mechanismen menschlichen Verhaltens.

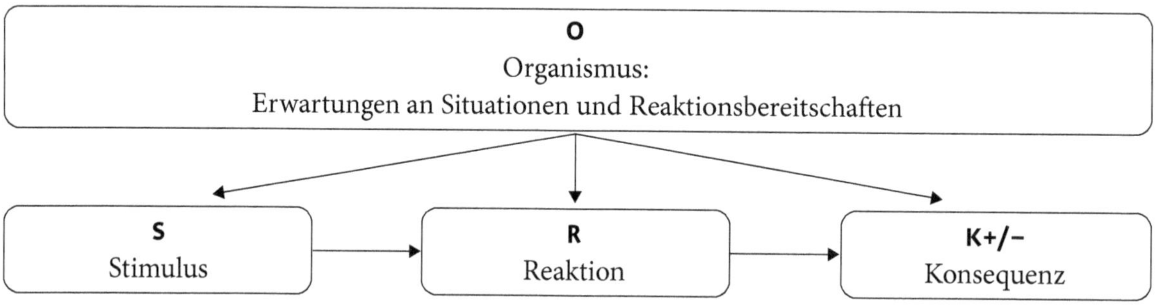


**Abbildung** SORKC-Modell der Verhaltenstherapie

Das Modell stellt die Basis einer horizontalen Verhaltensanalyse dar und beschreibt die folgenden Elemente:

- **Stimulus (S):** Der spezifische Reiz oder Auslöser, der auf ein Individuum einwirkt.
- **Reaktion (R):** Die Reaktion des Individuums, die verschiedene Komponenten umfasst: Gedanken, Gefühle, Körperempfindungen, Verhaltensimpulse und das tatsächliche Verhalten.
- **Konsequenz (K+/–):** Die Folgen der Reaktion für das Individuum in der Umwelt. Sie können positiv oder negativ sein (Valenz). Dies beeinflusst, wie wahrscheinlich das Verhalten in Zukunft erneut auftritt.
- **Organismus (O):** Die Organismusvariable beschreibt individuelle, biologische, psychologische und situative Faktoren einer Person, die das Reiz-Reaktion-Muster beeinflussen. Zunächst wurde die Organismusvariable als *black box* gesehen. Mit der Zeit wurde immer deutlicher, dass die drei Komponenten Stimulus, Reaktion und Konsequenz allein nicht ausreichen, um Verhalten umfassend zu erklären. Deshalb erhielt die Organismusvariable zunehmend mehr Bedeutung.

**Die vertikale Verhaltensanalyse**

In der vertikalen Verhaltensanalyse erfolgt auf der beschriebenen verhaltensanalytischen Grundlage eine Neuorientierung des Untersuchungsfokus. Auch hiermit wird die Wechselwirkung zwischen Individuum und Umwelt untersucht, dabei steht jedoch der Zweck resp. die Funktion eines Verhaltens im Vordergrund: »Jemand tut …, um zu erreichen / vermeiden, dass …« Dies erweitert die horizontale Verhaltensanalyse um die Dimension der – interaktionellen oder intrapsychischen – Funktionalität von Verhalten und ermöglicht es zu untersuchen, wie die Organismusvariable das Reiz-Reaktions-Schema beeinflusst, also die *vertikale* Komponente des SORKC-Modells. »Im Organismus angelegte« Pläne, die das Verhalten in motivationaler Hinsicht steuern, werden in einer vertikalen hierarchischen Ordnung festgehalten. Die vertikale Verhaltensanalyse wurde im Laufe der Jahre des Einsatzes und der fortlaufenden Evaluation zur heutigen Technik der Plananalyse weiterentwickelt.

Die Analysemethode der vertikalen Verhaltensanalyse ist grundlegend mentalisierend. Das bedeutet, dass Therapeuten die inneren psychischen Vorgänge ihrer Patienten reflektieren und versuchen, deren Gedanken, Emotionen und Motive nachzuvollziehen, um ihr Verhalten besser zu verstehen. Die ergänzenden Techniken der Plananalyse sind notwendig, um valide und reliable Ergebnisse zu produzieren.

# Vorwort

Im Spannungsfeld zwischen Therapieschulen, störungsspezifischen Psychotherapien, Dritte-Welle-Therapiekonzepten und Modulen für spezifische Indikationen lässt sich die Plananalyse im Bereich der individuellen Therapieplanung verorten. Sie kann einen wesentlichen Beitrag zur Koordination und Integration der verschiedenen therapeutischen Ansätze leisten.

Die Plananalyse hilft uns dabei, zu verstehen, warum Menschen sich so verhalten, wie sie sich verhalten. Sie ist ein Instrument zur Analyse des motivationalen Funktionierens unserer Patientinnen und ermöglicht es, aus diesem individuellen Verständnis eine maßgeschneiderte Beziehungsgestaltung und auf den Patienten oder die Patientin zugeschnittene therapeutische Interventionen abzuleiten.

**Ein paar Worte zu unseren Zielen, Hintergründen, und Plänen**

Das Buch wurde aus einer klinischen Perspektive verfasst. Wir drei Autor:innen arbeiten seit Jahren in unseren Therapien mit der Plananalyse und bilden angehende Psychiater:innen und Psycholog:innen darin aus. Unser Ziel ist es, Berufsanfängern und Neulingen die Plananalyse und die Motivorientierte Beziehungsgestaltung so nahezubringen, dass ihre Anwendung unmittelbar umsetzbar scheint. Von ihrem therapeutischen Nutzen sind wir zutiefst überzeugt, und es ist uns ein Anliegen, unsere Begeisterung zu vermitteln. Wir beschreiben viele Beispiele aus der Praxis und stellen im Buch unsere Überlegungen und Erfahrungen aus der klinischen Perspektive dar. Wenn möglich, verweisen wir auf entsprechende wissenschaftliche Publikationen.

Die Portionierung der Inhalte in kleine »Informationshappen« soll der einfacheren Einprägung der reduzierten, zentralen Punkte dienen und verhindern, dass Sie von einer Informationsflut überwältigt werden. Gerade bei der Plananalyse und der Motivorientierten Beziehungsgestaltung mit komplexen und relativ abstrakten Konstrukten scheint uns dies besonders wichtig. Ebenfalls aus diesem Grund haben wir uns entschieden, weitestgehend nach Kapitel alternierend die männliche und weibliche Grundform zu verwenden. Wir hoffen, dass alle Leserinnen und Leser uns dies zugunsten der besseren Lesbarkeit verzeihen mögen.

Es war uns wichtig, den jeweiligen Inhalt möglichst auf einer Seite darzustellen, damit das Erfassen auf einen Blick und ohne Umblättern möglich ist. Oft ist uns dies gelungen.

Und last but not least bedanken wir uns bei lic. phil. Bianca Probst für das Zur-Verfügung-Stellen des Falles *Somatoforme Störung* und bei Dr. med. Marie Seher fürs Gegenlesen.

Wir hoffen, Ihnen mit diesem Buch eine verständliche Anleitung zur Methode der Plananalyse zur Verfügung stellen zu können!

Bern, im Frühjahr 2025

*Astrid Habenstein*
*Christoph Stucki*
*Anja Gysin-Maillart*

# Hinweise zur Arbeit mit diesem Buch

**Zur Reihe »Therapie-Basics«**
Die Reihe »Therapie-Basics« besteht aus Einzelbänden, die sich jeweils mit einer Therapieform, einem Setting oder einer Technik beschäftigen. Sie bietet durch das kompakte Darstellen der Inhalte auf einzelnen Informationsblättern einen klaren Überblick über die einzelnen Themenbereiche und ermöglicht ein schnelles Nachschlagen, Wiederfinden und Aneignen der Inhalte.

**Zu den Icons**
Alle Informations- und Arbeitsblätter sind mit verschiedenen Icons ausgestattet, die zur Orientierung auf den Materialien dienen. Folgende Icons begegnen Ihnen in diesem Buch:

V **Verstehen:** Auf Informationsblättern mit diesem Icon werden Hintergründe und grundlegende Informationen zu den einzelnen Themen angeboten.

E **Einsetzen:** Wenn es auf einem gesamten Informationsblatt um die konkrete Umsetzung in die Praxis geht, ist es mit diesem Icon gekennzeichnet.

R **Reflektieren:** An diesem Icon erkennen Sie Arbeitsblätter, die zur therapeutischen Selbstreflexion eingesetzt werden können.

Ü **Überprüfen:** Ob Sie sich mit dem Wissen ausreichend vertraut machen konnten, überprüfen Sie mit den Arbeitsblättern, die dieses Icon tragen.

# I Was sind die Plananalyse und die Motivorientierte Beziehungsgestaltung?

# 1 Einführung: Wie entstand die Plananalyse?

Die Materialien dieses Kapitels dienen dem Einstieg in die Arbeit mit der Plananalyse. Zu diesem Zweck werden der historische Hintergrund und ihre theoretische Basis vorgestellt. Auf dieser Grundlage wird deutlich, welchen Beitrag die Plananalyse und die Motivorientierte Beziehungsgestaltung für die moderne psychotherapeutische Praxis leisten können.

## Informations- und Arbeitsblätter dieses Kapitels

**INFO 1 Die Plananalyse im Kontext von Psychotherapieschulen, allgemeiner Psychotherapie und Dritte-Welle-Therapieverfahren**
Dieses Informationsblatt skizziert den geschichtlichen Hintergrund der Plananalyse und beschreibt ihre Rolle in der aktuellen Psychotherapielandschaft. Wichtige Aspekte des *Berner Ansatzes* werden angesprochen.

**INFO 2 Von der horizontalen zur vertikalen Verhaltensanalyse**
Ausgehend von der horizontalen Verhaltensanalyse (Kanfer, 1956) beschreibt dieses Informationsblatt die Entwicklung der vertikalen Verhaltensanalyse. So wurde die Analysemethode bezeichnet, die im Verlauf zur heutigen Plananalyse entwickelt wurde.

**INFO 3 Die Konsistenztheorie**
Auf diesem Informationsblatt finden Sie die Aspekte der Konsistenztheorie von Klaus Grawe (2004), deren Verständnis für die Methode der Plananalyse fundamental ist. Wichtige Begriffe wie (In)Konsistenz, Inkongruenz und Diskordanz werden erklärt.

**INFO 4 Verhaltenssteuerung durch Pläne**
Dieses Informationsblatt beschreibt die Hintergrundtheorie zur motivationalen Verhaltenssteuerung (Miller et al., 1960), auf der die Plananalyse basiert.

**INFO 5 Wirkfaktoren der Psychotherapie und die Plananalyse**
Der Beitrag der Plananalyse zur Wirksamkeit einer Psychotherapie wird unter der Perspektive der Realisierung psychotherapeutischer Wirkfaktoren (Grawe, 2004) dargestellt.

**INFO 6 Die Plananalyse in der individuellen Fallkonzeption**
Auf diesem Informationsblatt wird der Nutzen und Stellenwert der Plananalyse für eine individuelle Fallkonzeption beschrieben. Zur Veranschaulichung wird eine auf dem *Berner Ansatz* basierende Fallkonzeption vorgestellt (Tschitsaz & Stucki, 2013).

**INFO 7 Die Komplementäre und die Motivorientierte Beziehungsgestaltung**
Auf diesem Informationsblatt werden die Konzepte der Komplementären und Motivorientierten Beziehungsgestaltung erläutert. Der motivations- und lerntheoretische Hintergrund wird erklärt.

**AB 1 Selbstreflexion: Therapeutische Beziehungsgestaltung**
Dieses Arbeitsblatt soll die Auseinandersetzung mit der eigenen Beziehungsgestaltung anregen.

**INFO 8 Die Frage der Übereinstimmung: Reliabilität und Validität der Plananalyse**
Die Reliabilität und Validität der Plananalyse als Untersuchungsinstrument ist schwierig zu überprüfen. Die Gründe hierfür werden auf diesem Informationsblatt beschrieben, zudem finden sich Strategien, um die Gütekriterien eigener plananalytischer Untersuchungen zu erhöhen. Auf die Legitimierung der Plananalyse durch den Nachweis ihres klinischen Nutzens wird zuletzt eingegangen.

# Die Plananalyse im Kontext von Psychotherapieschulen, allgemeiner Psychotherapie und Dritte-Welle-Therapieverfahren

Die Plananalyse wurde zu einem Zeitpunkt entwickelt, in der eine Debatte zwischen den Psychotherapieschulen stattfand: Psychoanalyse, Verhaltenstherapie und Systemische Therapie galten als weitgehend unvereinbar und konkurrierten um die Vorherrschaft in der Psychotherapie. Klaus Grawe und seine Mitarbeitenden, darunter Franz Caspar und Martin grosse Holtforth, bezogen Stellung gegen dieses »Schulendenken« und begannen, auf der Basis wissenschaftlicher Untersuchungen schulenübergreifende Modelle und Methoden zu entwickeln und die Prinzipien wirksamer Psychotherapie herauszuarbeiten.

**Die Konsistenztheorie.** Grawe (1998) entwickelte ein Modell, das menschliches Verhalten als auf die Erfüllung von Grundbedürfnissen ausgerichtete Aktivität darstellt. Dieses funktionale Modell sollte das Verständnis psychischer Störungen erweitern und als Grundlage für eine allgemeine psychologische Psychotherapie dienen, die motivationale Faktoren stärker berücksichtigt.

**Die Wirkfaktoren psychologischer Therapie.** Zentrales Anliegen der Berner Arbeitsgruppe war es, empirisch nachgewiesene Wirkfaktoren der Psychotherapie zu identifizieren. So entstanden Wirkfaktorenmodelle psychologischer Therapie, die unabhängig von den jeweiligen psychotherapeutischen Ansätzen die Prinzipien wirksamer Psychotherapie beschrieben (Grawe, 1998; Pfammatter, 2012).

**Die Plananalyse.** Als strukturierte Methode zur Analyse des motivationalen Funktionierens wurde in diesem Zusammenhang auch die Plananalyse entwickelt. Damals war die Sichtweise auf motivationales Funktionieren stark psychoanalytisch geprägt und Grawe und Caspar suchten nach einer Methode, mit der die motivationalen Antreiber menschlichen Verhaltens möglichst transparent, nachvollziehbar und überprüfbar dargestellt werden können (Caspar, 2018).

**Die Motivorientierte Beziehungsgestaltung.** Als eine Methode zur gezielten Berücksichtigung motivationaler Aspekte in der therapeutischen Beziehung wurde schließlich die Motivorientierte Beziehungsgestaltung entwickelt (grosse Holtforth, 2005).

**Konzepte mit breiter Kompatibilität**
Die von Klaus Grawe und Mitarbeitenden entwickelten Konzepte gelten als »Berner Ansatz« und werden bis heute inhaltlich weiter ausdifferenziert, empirisch untersucht und diskutiert (z. B. Caspar, 2024; Flückiger & grosse Holtforth, 2022). Die Plananalyse und die Motivorientierte Beziehungsgestaltung sind Methoden, die mit vielen Therapiemodellen vereinbar sind. Dies macht ihre Stärke in der heutigen Zeit der Therapieverfahren der dritten Welle aus, in der zunehmend verschiedene Ansätze, Module und Interventionen kombiniert werden. Die Methode der Plananalyse kann hier sowohl Orientierung geben als auch als Vermittlerin zwischen verschiedenen Ansätzen dienen.

 

INFO 2 • V

# Von der horizontalen zur vertikalen Verhaltensanalyse

**Die horizontale Verhaltensanalyse**
Das SORKC-Modell (Kanfer, 1956, s. folgende Abb.) als grundlegendes Modell der Verhaltenstherapie erklärt und analysiert die lerntheoretischen Mechanismen menschlichen Verhaltens.

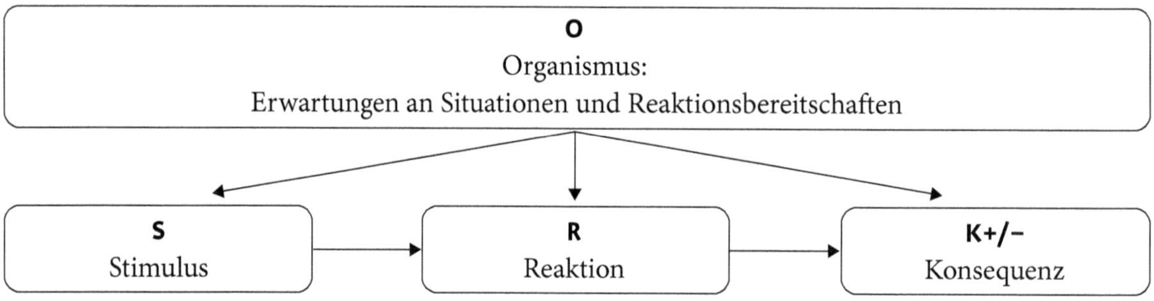


**Abbildung** SORKC-Modell der Verhaltenstherapie

Das Modell stellt die Basis einer horizontalen Verhaltensanalyse dar und beschreibt die folgenden Elemente:

- **Stimulus (S):** Der spezifische Reiz oder Auslöser, der auf ein Individuum einwirkt.
- **Reaktion (R):** Die Reaktion des Individuums, die verschiedene Komponenten umfasst: Gedanken, Gefühle, Körperempfindungen, Verhaltensimpulse und das tatsächliche Verhalten.
- **Konsequenz (K+/–):** Die Folgen der Reaktion für das Individuum in der Umwelt. Sie können positiv oder negativ sein (Valenz). Dies beeinflusst, wie wahrscheinlich das Verhalten in Zukunft erneut auftritt.
- **Organismus (O):** Die Organismusvariable beschreibt individuelle, biologische, psychologische und situative Faktoren einer Person, die das Reiz-Reaktion-Muster beeinflussen. Zunächst wurde die Organismusvariable als *black box* gesehen. Mit der Zeit wurde immer deutlicher, dass die drei Komponenten Stimulus, Reaktion und Konsequenz allein nicht ausreichen, um Verhalten umfassend zu erklären. Deshalb erhielt die Organismusvariable zunehmend mehr Bedeutung.

**Die vertikale Verhaltensanalyse**
In der vertikalen Verhaltensanalyse erfolgt auf der beschriebenen verhaltensanalytischen Grundlage eine Neuorientierung des Untersuchungsfokus. Auch hiermit wird die Wechselwirkung zwischen Individuum und Umwelt untersucht, dabei steht jedoch der Zweck resp. die Funktion eines Verhaltens im Vordergrund: »Jemand tut …, um zu erreichen / vermeiden, dass …« Dies erweitert die horizontale Verhaltensanalyse um die Dimension der – interaktionellen oder intrapsychischen – Funktionalität von Verhalten und ermöglicht es zu untersuchen, wie die Organismusvariable das Reiz-Reaktions-Schema beeinflusst, also die *vertikale* Komponente des SORKC-Modells. »Im Organismus angelegte« Pläne, die das Verhalten in motivationaler Hinsicht steuern, werden in einer vertikalen hierarchischen Ordnung festgehalten. Die vertikale Verhaltensanalyse wurde im Laufe der Jahre des Einsatzes und der fortlaufenden Evaluation zur heutigen Technik der Plananalyse weiterentwickelt.

Die Analysemethode der vertikalen Verhaltensanalyse ist grundlegend mentalisierend. Das bedeutet, dass Therapeuten die inneren psychischen Vorgänge ihrer Patienten reflektieren und versuchen, deren Gedanken, Emotionen und Motive nachzuvollziehen, um ihr Verhalten besser zu verstehen. Die ergänzenden Techniken der Plananalyse sind notwendig, um valide und reliable Ergebnisse zu produzieren.

# Die Konsistenztheorie

Menschen haben neben physiologischen Grundbedürfnissen wie Schlaf oder Nahrungszufuhr auch psychologische Bedürfnisse. Die Erfüllung von Grundbedürfnissen stellt die primäre Motivation für menschliche Aktivität dar. Klaus Grawe entwickelte in seiner Konsistenztheorie ein Modell über unser motivationales Funktionieren (s. folgende Abb.).

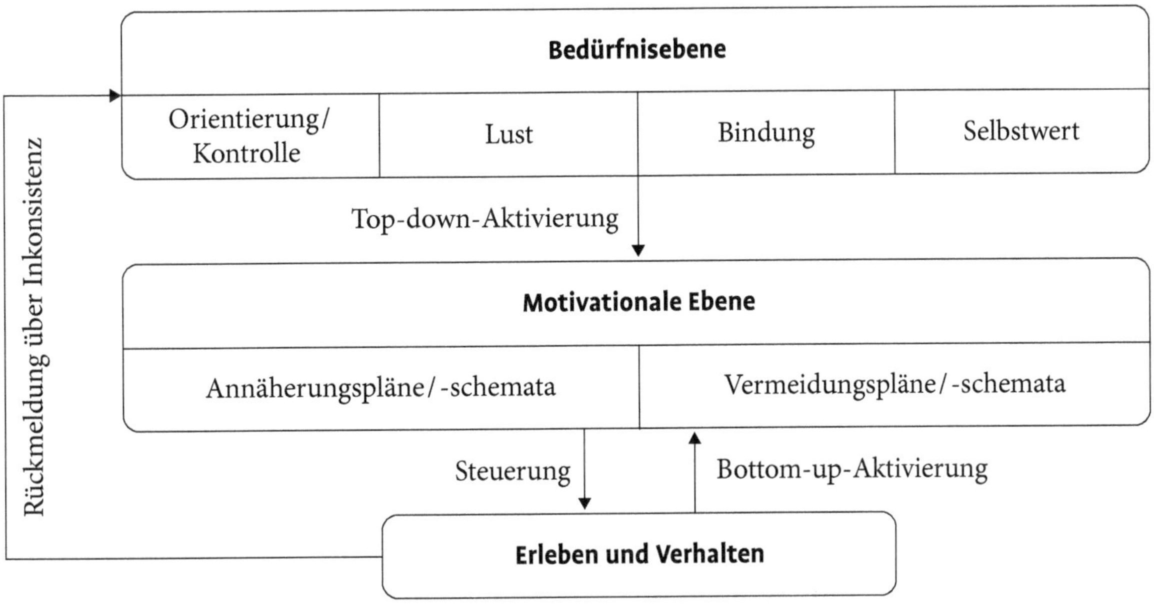


**Abbildung** Modell des motivationalen Funktionierens nach Grawe. Die Originalgrafik wurde zu Veranschaulichungszwecken vereinfacht dargestellt (Grawe, 2004).

### Die psychologischen Bedürfnisse

Die vier psychologischen Bedürfnisse, auf die Klaus Grawe sich in seiner Konsistenztheorie bezieht, sind Bindung, Selbstwert, Freude und Orientierung/Kontrolle (Epstein, 1990).

Zentrale Indikatoren im Erleben unseres psychologischen Bedürfnissystems sind unsere Gefühle. Bei einer erfolgreichen Bedürfnisbefriedigung kommt es zu positiven Gefühlen. Unerfüllte oder bedrohte Bedürfnisse aktivieren dagegen negative Gefühle und führen zu Bedürfnisspannung. Unsere Gefühle haben eine weitere motivationale Funktion, indem sie uns dabei helfen, unser Verhalten in Richtung von mehr Bedürfnisbefriedigung und gegen die Bedrohung unserer Bedürfnisse zu steuern. Wir streben also nach Erfahrungen, die unsere Bedürfnisse erfüllen (Annäherung), und vermeiden Erfahrungen, die unsere Bedürfnisse bedrohen (Vermeidung, s. a. Abb. u.).

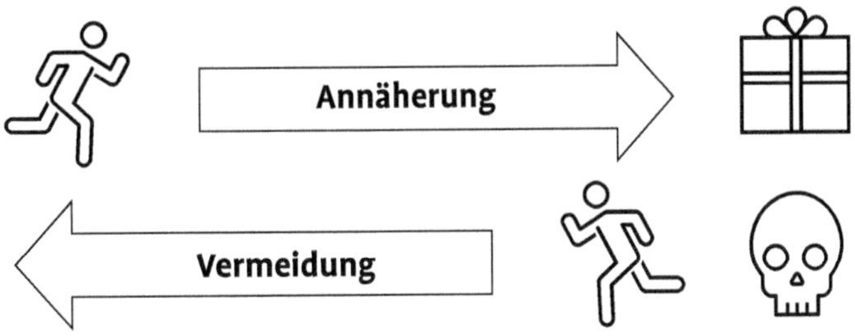


**Abbildung** Verhaltenssteuerung im Dienste des Bedürfnissystems

# Die Konsistenztheorie

**Kongruenz und Inkongruenz**
Motivationale Aktivität ist darauf ausgerichtet, unsere Bedürfnisse zu befriedigen. Wenn unsere Erfahrungen mit der Umwelt unseren inneren Sollwerten entsprechen, bezeichnet man das als Kongruenz. Inkongruenz entsteht, wenn wir unsere – bewussten oder nicht bewussten – motivationalen Ziele in der Realität nicht erreichen können.

Je besser wir unsere psychologischen Bedürfnisse sättigen können (Kongruenz), umso höher sind unsere psychische Gesundheit und unsere Lebenszufriedenheit.

**Verhaltensstrategien, Pläne und motivationale Ziele**
Von Kindheit an erlernen wir komplexe Strategien, wie wir unsere Bedürfnisse befriedigen und eine Bedrohung dieser Bedürfnisse abwenden können. Grawe und Caspar bezeichnen diese Strategien als *Pläne*. Diese lösen als motivationale Ziele ebenfalls positive oder negative Gefühle aus. Beispiel: Die Erfüllung des Plans »Zeige Leistung« löst das Gefühl von Stolz aus.

Unsere motivationalen Strategien verändern sich in der Regel im Laufe des Lebens und wir sind hierdurch in der Lage, uns an immer neue Lebensumstände anzupassen. So wird in der Kindheit unser Bindungsbedürfnis meist durch unsere Primärfamilien erfüllt, in der Jugend und im frühen Erwachsenenalter durch unsere Freunde, im Verlauf vielleicht von Arbeitskollegen, Partnern und eigenen Kindern. Die Art der Beziehungen ändern sich hierdurch wesentlich, so dass neue Strategien notwendig werden.

**Konkordanz und Diskordanz**
In einer Situation können wir unterschiedliche Dinge anstreben, also verschiedene motivationale Ziele haben, die miteinander vereinbar oder unvereinbar sein können. Die Unvereinbarkeit von motivationalen Zielen bezeichnet man als Diskordanz. Spürbar wird diese meist durch eine erhöhte Anspannung oder ein diffuses Stresserleben.

**Bottom-up- und Top-down-Aktivierung motivationaler Ziele**
Motivationale Ziele und die dazugehörigen Strategien können *bottom-up*, also durch – häufig nicht bewusste – Wahrnehmungen von Umgebungs- oder Situationsmerkmalen aktiviert werden. Wenn eine Situation für unser motivationales System Stimuluscharakter hat, »schalten« sich sozusagen die dazugehörigen Pläne an, um Gewinne zu maximieren und Verluste zu minimieren.

Unerfüllte Bedürfnisse führen *top-down* zu einer Aktivierung motivationaler Ziele. Dauerhaft unerfüllte Bedürfnisse können eine konstante Aktivierung der dazugehörigen Pläne verursachen. Das motivationale Gleichgewicht kann durch die Daueraktivierung eines Bedürfnisses in eine Schieflage geraten.

**Konsistenz und Inkonsistenz**
Den erreichten Grad an Einklang im Organismus selbst (Konkordanz) und in der Wechselwirkung mit der Außenwelt (Kongruenz), bezeichnet man als Konsistenz. Diskordanz und Inkongruenz tragen zur Inkonsistenz bei. Sie erhöhen die Wahrscheinlichkeit für das Auftreten von psychischen Erkrankungen (Grawe, 1998, 2004).

 

INFO 4 • Ⓥ

# Verhaltenssteuerung durch Pläne

Mithilfe der Plananalyse soll das motivationale Funktionieren von Patientinnen untersucht und anschaulich dargestellt werden. In der Planstruktur wird also abgebildet, wie konkretes menschliches Verhalten im Sinne der psychologischen Bedürfniserfüllung gesteuert wird.

### Das hierarchische Prinzip der Organisation der Verhaltenssteuerung

Die Plananalyse beruht auf Überlegungen von George A. Miller, der sich intensiv mit Informationsverarbeitung und Handlungsregulationstheorien auseinandersetzte. Seine einflussreiche Theorie besagt, dass die Verhaltenssteuerung hierarchisch organisiert sein muss (Miller et al., 1960):

- Auf einer **unteren Ebene** sind **Sequenzen** gespeichert, die bei Aktivierung komplexe motorische Aktivitäten auslösen, zum Beispiel die Sequenz »Zähne putzen«. Wird diese Sequenz aktiviert, geht ein Mensch ins Bad, öffnet die Zahnpastatube, streicht Zahnpasta auf die Zahnbürste, führt die Zahnbürste zum Mund, schrubbt seine Zähne, spuckt aus, spült den Mund aus, wäscht die Zahnbürste aus, legt sie weg und kontrolliert das Resultat.
- **Übergeordnet** steht das **Programm** »Ins Bett gehen«. Es beinhaltet neben der genannten Sequenz verschiedene andere Sequenzen, die zum Tagesabschluss eines Menschen dazugehören, beispielsweise Umziehen oder Körperpflege.
- Auf einer hierarchisch **noch höheren Ebene** finden sich **Prinzipien**, die die verschiedenen Anteile des Programmes beeinflussen. Dies kann bei einem Menschen beinhalten, seiner Familie eine gute Nacht zu wünschen (Bindung), bei einem anderen, die Haustüren zu kontrollieren (Kontrolle), beim nächsten, sich kurz zu überlegen, was er heute alles gut gemacht hat (Selbstwert), wieder bei einem anderen, sich in eine nach Rosen duftende Bettwäsche zu kuscheln (Genuss). Diese Prinzipien sind bereits sehr nah an den psychologischen Bedürfnissen angesiedelt.

Die hierarchische Organisation ermöglicht ein effizientes Funktionieren, indem eine Sequenz oder ein Programm ablaufen kann, ohne allzu störanfällig zu sein.

> **Wichtig**
>
> Diese Funktionseinheiten finden sich bei allen auf Bedürfnisbefriedigung ausgerichteten menschlichen Verhaltensweisen. In der Plananalyse werden sie als Pläne bezeichnet.

### Verhaltenssteuernde Pläne

Die hierarchische Organisation der Verhaltenssteuerung ist ressourcensparend, indem Sequenzen und Programme wiederverwendet werden. Wenn wir also in Therapiesitzungen ein Verhaltensmuster – eine Sequenz, ein Programm oder ein Prinzip – bei einem Patienten wiederholt beobachten, haben wir mit hoher Wahrscheinlichkeit einen in Interaktionen zentralen Plan zur Bedürfnissicherung identifiziert. Da die Veränderung von Verhalten eines der Hauptanliegen in der Psychotherapie ist, lohnt es sich, diese Pläne genauer zu untersuchen. Hierbei hilft uns die Plananalyse.

INFO 5 • Ⓥ

## Wirkfaktoren der Psychotherapie und die Plananalyse

Klaus Grawe postulierte zunächst vier grundlegende Wirkfaktoren (Grawe, 1998, s. Abb. u.) und ergänzte diese um den zentralen Wirkfaktor der therapeutischen Beziehung. Gemäß Grawe findet der therapeutische Prozess im geschützten Raum einer sicheren Therapiebeziehung statt. Der therapeutische Fortschritt entsteht durch eine kontinuierliche Wechselwirkung zwischen Ressourcenaktivierung und Problemaktualisierung. Je nach aktueller Thematik wird der Fokus flexibel auf die Klärung oder die Bewältigung der Probleme gelegt.

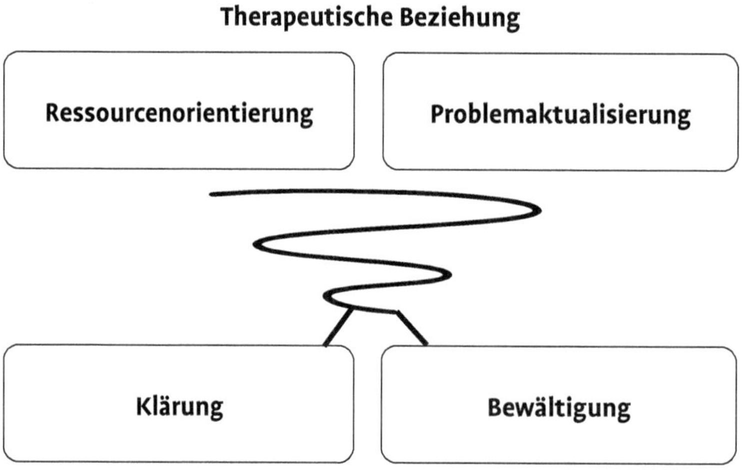


**Abbildung** Die fünf Wirkfaktoren der Psychotherapie (nach Grawe, 1998)

**Der Beitrag der Plananalyse zur Realisierung der Wirkfaktoren**

- **Therapeutische Beziehung.** Durch die Identifikation der zentralen interaktionellen Pläne der Patienten kann die therapeutische Beziehung gezielt gestaltet werden. Indem wir uns als Therapeuten passend zu den individuellen motivationalen Zielen der Patienten verhalten, können deren wichtigste Beziehungsmotive erfüllt werden. Dies verbessert die Qualität der therapeutischen Beziehung.
- **Klärung.** Die Plananalyse hilft, relevante Pläne zu identifizieren, die zur Inkonsistenz beitragen. In einer klärungsorientierten Herangehensweise können diese Pläne gemeinsam mit den Patienten herausgearbeitet, in den Kontext gesetzt und mögliche Alternativen in Betracht gezogen werden. Dies stößt Veränderungsprozesse an.
- **Ressourcenorientierung.** Die Plananalyse ermöglicht es, motivationale Ressourcen zu erkennen. Wichtige Pläne, die Patienten anstreben oder erfolgreich umsetzen, bieten einen Antrieb für den Therapieprozess, den wir gezielt nutzen können.
- **Problemaktualisierung.** Probleme müssen aktiviert sein, damit sie verändert werden können. Die Problemaktualisierung lässt sich durch die Identifikation der »wunden Punkte« mithilfe der Plananalyse verstehen und steuern.
- **Bewältigung.** Erstrebenswerte Ziele, die in der Planstruktur sichtbar werden, können die Bereitschaft zur Problembewältigung erhöhen. Wenn Interventionen zur Problembewältigung nicht erfolgreich sind, können Pläne Hinweise darauf geben, welche motivationalen Strukturen die Problembewältigung erschweren.

 

# Die Plananalyse in der individuellen Fallkonzeption

Maßschneiderung und Flexibilisierung von Behandlungen führen nachweislich zu besseren therapeutischen Ergebnissen (Flückiger, 2018; Caspar, 2018, 2024). Die Erstellung einer individuellen Fallkonzeption ermöglicht es, nicht nur die eigentlichen Symptome von Patienten, sondern auch deren Lebenssituation sowie persönliche Eigenschaften zu berücksichtigen und für die Planung und Umsetzung der Therapie zu nutzen. Dafür braucht es Methoden, mit denen die Individualität eines Patienten gut erfasst werden kann. Eine solche stellt die Plananalyse dar.

**Die Individualität des motivationalen Funktionierens**

Die Plananalyse ermöglicht es, das motivationale Funktionieren von Patienten zu verstehen. Was Patienten wichtig ist, was sie anstreben, was sie vermeiden und wie sie dies tun, beeinflusst wesentlich ihr psychisches Funktionieren und Verhalten und damit auch die Psychotherapie. Die Kenntnis der Motivstruktur von Patienten ist daher zentral für die Erstellung einer individuellen Fallkonzeption zur Planung und Durchführung einer maßgeschneiderten Psychotherapie.

Die Überlegungen aus der Plananalyse beeinflussen verschiedene Bereiche der Fallkonzeption wesentlich:

- **Beziehungsgestaltung:** Auf der Grundlage der Plananalyse kann die therapeutische Beziehung so angepasst werden, dass die individuellen interaktionelle Ziele des Patienten berücksichtigt werden. Dadurch wird die Beziehungsqualität verbessert und die Wahrscheinlichkeit für Beziehungsbrüche verringert.
- **Ressourcenaktivierung:** Mithilfe der Plananalyse können motivationale Ressourcen erkannt werden. Diese kann der Therapeut zur Umsetzung der Behandlung und Erreichen der Therapieziele nutzen.
- **Behandlungsziele:** Anhand der Kenntnisse aus der Plananalyse können Therapieziele so festgelegt werden, dass diese mit der Motivstruktur des Patienten in Einklang stehen.
- **Erklärungs- und Behandlungsmodelle:** Die Plananalyse hilft dem Therapeuten, das Erklärungs- und Behandlungsmodell des Patienten besser zu verstehen und sein Erklärungs- und Behandlungsmodell so zu entwickeln, dass motivationale Gesichtspunkte sowohl unter der Ressourcen- als auch der Problemperspektive berücksichtigt werden. Er kann Therapiemodule und -techniken aufgrund motivationaler Aspekte auswählen und individuell anpassen oder Interventionen entsprechend priorisieren und gewichten.

Die knappe Darstellung der Fallkonzeption erlaubt es, alle relevanten Informationen auf einen Blick zu haben und sie im Therapieverlauf als eine Art »strukturierten Spickzettel« zu nutzen.

 

## Die Plananalyse in der individuellen Fallkonzeption

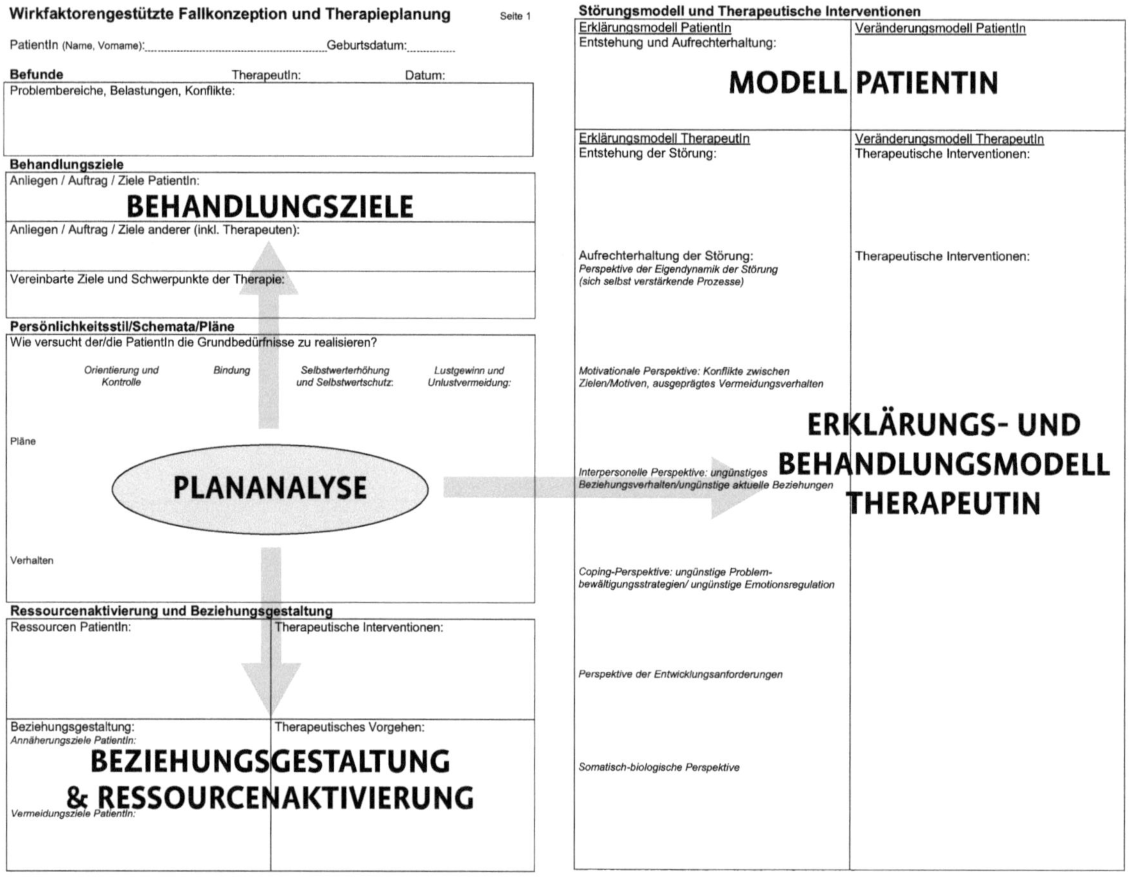


**Abbildung** Fallkonzeption von Tschitsaz und Stucki (2013), deren Kern die Überlegungen zum motivationalen Funktionieren des Patienten mithilfe der Plananalyse darstellen

## INFO 7 • V

# Die Komplementäre und die Motivorientierte Beziehungsgestaltung

**Komplementäres therapeutisches Verhalten**

Komplementarität bezeichnet in der Psychologie und Psychotherapie eine wechselseitige Anpassung zwischen zwei Interaktionspartnern. In der therapeutischen Beziehung bedeutet Komplementarität, dass der Therapeut sein Verhalten auf den individuellen Patienten abstimmt, um eine förderliche Arbeitsbeziehung zu ermöglichen. Dabei geht es nicht um bloße Anpassung oder Zustimmung des Therapeuten, sondern dieser richtet sein Interaktionsverhalten gezielt danach aus, was der Patient braucht. Die komplementäre Beziehungsgestaltung beschreibt eine therapeutische Haltung, bei der sich das Verhalten des Therapeuten an den zentralen Bedürfnissen und Motiven der Patienten orientiert. Die Begriffe *Komplementäre* und *Motivorientierte Beziehungsgestaltung* werden im therapeutischen Alltag weitgehend synonym verwendet. Zur besseren Abgrenzung von interpersonalen Theorien, in denen Komplementarität spezifisch auf die Verhaltensebene bezogen wird, schlug Caspar vor, nicht mehr von Komplementärer Beziehungsgestaltung zu sprechen, sondern von Motivorientierter Beziehungsgestaltung. Damit wird betont, dass es sich um Komplementarität in Bezug auf die wichtigsten motivationalen Ziele von Patienten handelt (Caspar, 2008).

Komplementäres Verhalten kann sich dabei sowohl auf verhaltensnahe als auch bedürfnisnahe motivationale Ziele beziehen. Motivorientierte Beziehungsgestaltung kann somit bedeuten, sich komplementär zu konkreten motivationalen Zielen zu verhalten, z. B. »Achte darauf, dass der Therapeut dich in der Therapie jederzeit als gleichwertig behandelt«, aber auch komplementär zu bedürfnisnäheren motivationalen Zielen mit höherem Abstraktionsgrad, z. B. »Sorge für ausreichend Anerkennung«.

Die Motivorientierte Beziehungsgestaltung dient der Sättigung von Bedürfnissen optimal, wenn die Komplementarität sich auf die für die Patienten möglichst *passende* Motivebene bezieht (motivationstheoretische Überlegungen). Aus motivationstheoretischer Perspektive ist davon auszugehen, dass Verhalten abnimmt, wenn die dahinterliegenden Bedürfnisse gesättigt werden, so wie nahrungssuchendes Verhalten aufhört, sobald ein Lebewesen gesättigt ist.

Caspar (2017) betont zudem, dass Therapeuten sich nicht komplementär zu ungünstigen dysfunktionalen Plänen und Verhaltensweisen zeigen sollen, um nicht Gefahr zu laufen, diese damit zu verstärken (lerntheoretische Überlegungen). Aus lerntheoretischer Perspektive gehen wir davon aus, dass ein Verhalten, welches verstärkt wird, in Zukunft häufiger gezeigt wird.

**Beispiel**

Ein Patient legt großen Wert auf Autonomie und möchte selbst Entscheidungen treffen. Der Therapeut unterstützt dies, indem er dem Patienten Wahlmöglichkeiten (z. B. welches therapeutische Vorgehen im nächsten Schritt gewählt wird) anbietet und ihn ermutigt, eigene Lösungen zu entwickeln, anstatt direkt zu entscheiden.

Ein anderer Patient hat ein starkes Bedürfnis nach emotionaler Nähe und Sicherheit in der therapeutischen Beziehung. Der Therapeut nimmt dies wahr und reagiert, indem er eine warmherzige, beständige und unterstützende Haltung einnimmt. Er zeigt aktives Zuhören, vermittelt Verlässlichkeit und ermutigt den Patienten, seine Emotionen offen zu teilen. Dadurch fühlt sich der Patient sicherer und kann sich besser auf den therapeutischen Prozess einlassen.

# Selbstreflexion: Therapeutische Beziehungsgestaltung

**Wie gestalte ich die Beziehung zu meinen Patientinnen?**
Folge ich in meiner Beziehungsgestaltung einer bestimmten »Schule« oder Methode (z. B. den Idealen der humanistischen Psychotherapien, der Schematherapie, der Übertragungsfokussierten Psychotherapie …) oder folge ich eher meiner Intuition?

........................................................................................................................................

........................................................................................................................................

........................................................................................................................................

Was hilft mir bisher besonders bzw. schenkt mir eine besonders gute Orientierung, wie ich mich gegenüber den Patienten in der Therapie verhalte?

........................................................................................................................................

........................................................................................................................................

........................................................................................................................................

In welchen therapeutischen Situationen folge ich meiner eigenen Intuition?

........................................................................................................................................

........................................................................................................................................

........................................................................................................................................

Existieren therapeutische Situationen, in denen ich mir noch mehr Orientierung über »richtiges therapeutisches Beziehungsverhalten« wünschen würde? Wenn ja, welche?

........................................................................................................................................

........................................................................................................................................

........................................................................................................................................

 

# Die Frage der Übereinstimmung: Reliabilität und Validität der Plananalyse

**Arbeitshypothesen und »die Realität«**

Wenn wir mit Patientinnen therapeutisch arbeiten, bilden wir ständig Hypothesen über deren Funktionieren. In der Regel geschieht dies in unserem Kopf und mehr oder weniger intuitiv. Die Plananalyse hilft, den Prozess der Hypothesenbildung zu strukturieren und bewusst zu machen. Die Hypothesenbildung wird dadurch transparent und für andere nachvollziehbar.

Dennoch stellt sich die Frage, ob eine von einem Therapeuten erstellte Plananalyse tatsächlich der »Realität« des Patienten entspricht und dessen Funktionieren mit einer gewissen Objektivität widerspiegelt (Validität) – und ob ein anderer Therapeut bei demselben Patienten dieselben Pläne oder zumindest ähnliche Pläne erschließen würde (Reliabilität).

**Grenzen von Reliabilitätsstudien**

Zunächst: Die wissenschaftliche Überprüfung dieser Frage ist nicht einfach. Qualitative Reliabilitätsstudien im Bereich des klinischen Urteilens können nicht verglichen werden mit quantitativen Reliabilitätsmessungen bei einfachen Test-Werten standardisierter diagnostischer Verfahren. Es kann nicht einfach »ausgezählt« werden, wie viele Pläne in einer Vergleichsstruktur einer anderen Therapeutin enthalten sind und damit eine Aussage über die Reliabilität getroffen werden.

**Strategien zur Erhöhung der Reliabilität**

Caspar (2018, 2022) hat verschiedene Bemühungen unternommen, die Übereinstimmung und Richtigkeit von Plananalysen zu untersuchen. Sein Fazit ist, dass einerseits die Untersuchungen ermutigend sind und zufriedenstellende bis gute Reliabilitäten erreicht werden können, andererseits die Ergebnisse von so vielen Randbedingungen abhängen, dass eine »klassische« Reliabilitäts- und Validitätsbewertung nach formaleren Kriterien nur eingeschränkt möglich ist.

**Tipp**

Um eine Beliebigkeit des Pläne-Erschließens auszuschließen und möglichst hohe Übereinstimmungen zu erreichen, empfehlen wir folgendes Vorgehen bei der Erstellung einer Plananalyse:

- Gehe regelgeleitet vor!
- Belege deine Hypothesen (Pläne) mit konkreten Daten (Verhaltensweisen)!
- Diskutiere deine Hypothesen (Pläne) mit anderen Therapeuten, Supervisoren und Ausbildern!
- Führe so viele Plananalysen durch wie möglich, das heißt: Übe, Übe, Übe!
- Kenne deine eigenen Anteile (eigene Wahrnehmungs- und Verhaltenstendenzen) und berücksichtige diese bei der Hypothesenbildung!

**Das Kriterium »Klinischer Nutzen«**

Caspar betont, dass es aufgrund der konstruktivistischen Sicht der Plananalyse gar keine direkte Verbindung zwischen der sogenannten »objektiven Realität« und dem Abbild der Pläne eines Patienten durch einen Therapeuten gibt, sondern der Nützlichkeitsaspekt im Vordergrund steht. Die Frage, welchen Nutzen die Erstellung einer Plananalyse für die Therapie bringt, steht also im Vordergrund. Kann mit der Plananalyse die therapeutische Beziehung verbessert werden? Ist eine Plananalyse hilfreich für die Planung und Umsetzung einer Psychotherapie und somit den Therapieerfolg?

## Die Frage der Übereinstimmung: Reliabilität und Validität der Plananalyse

Caspar und sein Team konnten bereits früh in der großen Berner Therapievergleichsstudie zeigen, dass sowohl Patienten als auch Therapeuten Therapien, die auf der Basis einer plananalytischen Problemanalyse durchgeführt worden waren, in verschiedenen Bereichen positiver erlebten: Patienten fühlten sich in der Beziehung aufgehobener und hatten den Eindruck, dass die Therapeuten ihre Probleme besser verstehen würden. Die Therapeuten erlebten die Patienten als motivierter und kooperativer und empfanden sie als weniger interaktionell schwierig. Gleichzeitig fühlten sie sich in ihren Interventionen sicherer (Grawe et al., 1990). Auch in späteren Untersuchungen konnte mehrfach gezeigt werden, dass ein plananalytisches Vorgehen und eine Motivorientierte Beziehungsgestaltung die Therapiebeziehung und den Behandlungserfolg verbessern (Caspar, 2005; Kramer, 2011, 2014a, 2014b, 2014c).

 

# 2 Was sind die Grundlagen und Grundhaltungen der Plananalyse?

In diesem Kapitel finden Sie die Grundlagen der Plananalyse, um die Planstruktur zu verstehen. Zudem werden Haltungen beschrieben, die einzunehmen sind, um Anwendungsfehler zu vermeiden.

### Informations- und Arbeitsblätter dieses Kapitels

**INFO 9 Reaktives und instrumentelles Verhalten unterscheiden**
Auf diesem Informationsblatt werden die Unterschiede zwischen reaktivem und instrumentellem Verhalten beschrieben.

**AB 2 Selbstreflexion: Eigenes instrumentelles Verhalten untersuchen**
Sie werden hier ermutigt, erste Schritte in der Untersuchung Ihres eigenen instrumentellen Verhaltens in Form von Plänen zu machen.

**INFO 10 Der »Plan« in der Plananalyse**
Der zentrale Begriff »Plan« wird auf diesem Informationsblatt eingeführt und beschrieben.

**INFO 11 Die Planstruktur**
Auf diesem Informationsblatt wird die Grundstruktur der Plananalyse, die sogenannte Planstruktur, visualisiert.

**INFO 12 Kodierung von Verhalten in der Planstruktur**
Auf diesem Informationsblatt wird beschrieben, wie Verhalten in der Planstruktur kodiert wird.

**INFO 13 Unter- und Oberpläne in der Planstruktur**
Auf diesem Informationsblatt lernen Sie den Umgang mit Unter- und Oberplänen in der Planstruktur kennen.

**INFO 14 Bedürfnisse in der Planstruktur**
Auf diesem Informationsblatt wird beschrieben, wie die Bedürfnisse in die Planstruktur integriert werden.

**INFO 15 Annäherungs- und Vermeidungspläne in der Plananalyse**
Hier finden Sie Informationen zur Unterscheidung von Annäherungs- und Vermeidungszielen in der Planstruktur.

**INFO 16 Bewusste und nicht-bewusste Verhaltenssteuerung**
Auf diesem Informationsblatt werden Charakteristika bewusster und nicht-bewusster Informationsverarbeitung und Handlungsplanung beschrieben.

**INFO 17 Gegenwart vs. Vergangenheit in der Plananalysel**
Auf diesem Informationsblatt wird beschrieben, wie Gegenwart und Vergangenheit in der Plananalyse einbezogen werden.

**INFO 18 Mehrfachbestimmtheit von Plänen**
Das Informationsblatt zeigt, dass Verhalten und Pläne oft mehreren Zwecken dienen. Dies wird am Beispiel von selbstverletzendem Verhalten verdeutlicht.

**INFO 19 Die Plananalyse als »Röntgenbild« motivationalen Funktionierens**
Die Analogie zum Röntgenbild bietet eine Veranschaulichung der Funktion der Plananalyse als Untersuchungsmethode.

**INFO 20 Vereinfachung vs. Komplexität**
Die Plananalyse stellt das komplexe menschliche Funktionieren vereinfacht dar. Das Wissen darum sollte die Haltung prägen, mit der die Therapeutinnen die Ergebnisse in die Therapie einfließen lassen.

**INFO 21 Die Plananalyse als Arbeitshypothese**
Auf diesem Informationsblatt wird beschrieben, warum die Plananalyse stets als Arbeitshypothese verstanden werden soll.

# Reaktives und instrumentelles Verhalten unterscheiden

Bei der Verhaltensbeobachtung zur Erarbeitung einer Plananalyse ist es wichtig, zwischen reaktivem und instrumentellem Verhalten zu unterscheiden.

**Reaktives Verhalten** entsteht als unmittelbare Reaktion auf bedürfniserfüllende oder -bedrohende Situationen. Es hat keine weitere motivationale Funktion im Bedürfnissystem.

> **Beispiel**
>
> **Reaktives Verhalten.** Frau Winter wird Zeugin eines Unfalls ihres Sohnes. Sie erstarrt auf der Stelle, schlägt sich die Hände vor den Mund und verharrt ein paar Sekunden in dieser Haltung, ehe sie wieder aktiv wird.

**Instrumentelles Verhalten** dient einem bestimmten Zweck im Rahmen des Bedürfnissystems und hat daher eine klare Funktion. Es zielt entweder darauf ab, ein positives Ergebnis im Sinne der Bedürfnisbefriedigung zu erreichen, oder ein negatives Ergebnis, wie eine Bedrohung der Bedürfnisse, zu vermeiden.

> **Beispiel**
>
> **Instrumentelles Verhalten.** Nachdem Frau Winter sich von ihrem ersten Schreck erholt hat, rennt sie zu ihrem Sohn und kniet neben ihm nieder (Plan: »Hilf deinem Kind!«). Sie fragt, ob er sich verletzt hat, und versucht sich ein Bild über seinen Zustand zu machen (Plan: »Orientiere dich zu Art und Schwere der Verletzung!«). Sie ruft ihren Arbeitgeber an und teilt ihm mit, dass sie aufgrund eines Unfalls zunächst nicht auf der Arbeitsstelle erscheinen wird (Plan: »Zeige dich verbindlich gegenüber deinen Verpflichtungen!«). Sie fährt ihren Sohn zum Arzt (Plan: »Sorge für dein Kind!«)

### Mehrdeutigkeit von Verhalten

Instrumentelles Verhalten ist häufig komplexer und vielschichtiger als reaktives Verhalten. Die Unterscheidung zwischen instrumentellem und reaktivem Verhalten ist jedoch manchmal nicht eindeutig möglich, und ein Verhalten kann unter Umständen sowohl reaktiven als auch instrumentellen Charakter haben. Die beschriebene Erstreaktion am Beispiel – Erstarren, Hände vor den Mund schlagen – kann einem Beobachter signalisieren, dass es sich hier um einen Notfall handelt und ihn dazu führen, sich zu erkundigen, ob jemand Hilfe braucht. Das Verhalten würde damit auch dem Plan »Signalisiere, dass du Hilfe benötigst« dienen.

> **Merke**
>
> Bei reaktivem Verhalten steht der Auslöser im Vordergrund (»Sie zuckte zusammen, weil es laut knallte«), bei instrumentellem Verhalten ist das Ziel entscheidend (»Sie äußerte ihre Überforderung, damit wir ihr helfen«). In der Planstruktur beschreiben wir nur instrumentelles, nicht aber reaktives Verhalten.

AB 2 • R

## Selbstreflexion: Eigenes instrumentelles Verhalten untersuchen

Die Untersuchung des eigenen motivationalen Verhaltens bietet uns Möglichkeiten, instrumentelles Verhalten besser zu verstehen. Dazu bitten wir Sie, die Frage zu beantworten:

**Wozu lesen Sie dieses Buch?**

- Steht in nächster Zeit eine Prüfung an, auf die Sie sich vorbereiten möchten? Wie sind Sie innerlich organisiert: Fühlt es sich eher so an, als lernten Sie, um die Prüfung erfolgreich zu bestehen, oder so, als möchten Sie auf keinen Fall durchfallen (Möglicher Plan: »Zeige gute Leistung in der Prüfung« oder »Vermeide, die Prüfung nicht zu bestehen«)? Woran merken Sie das? Und natürlich auch: Wozu dient Ihnen diese Prüfung?
- Wollen Sie Ihre Neugier befriedigen (Möglicher Plan: »Erwerbe Wissen«)? Was gewinnen Sie, wenn Sie neue Kenntnisse erwerben?
- Möchten Sie für Ihre Patientinnen besser da sein können (Möglicher Plan: »Sei ein guter Therapeut«)? Was gewinnen Sie, wenn Sie Patientinnen mit Ihren Problemen helfen können?
- Möchten Sie mehr Kompetenz erwerben (Möglicher Plan: »Erwerbe Kompetenz«)? Wozu dient Ihnen diese Kompetenz? Für Ihr Selbstbild, für das Bild, das andere von Ihnen haben, oder für Ihren Lebensentwurf?

Mein persönlicher Zweck und dessen Hintergründe:

......................................................................................................................................................

......................................................................................................................................................

......................................................................................................................................................

......................................................................................................................................................

......................................................................................................................................................

......................................................................................................................................................

INFO 10 • V 

# Der »Plan« in der Plananalyse

Ein *Plan* ist in der Plananalyse die einfachste Einheit des motivationalen Funktionierens. Der Begriff *Plan* stammt ursprünglich von Miller und Kollegen (1960). Sie bezeichnen damit ein Grundelement der instrumentellen Verhaltensorganisation, das Zweck und Mittel umfasst.

Pläne beschreiben das »Wozu?« und »Wie?« eines Verhaltens:

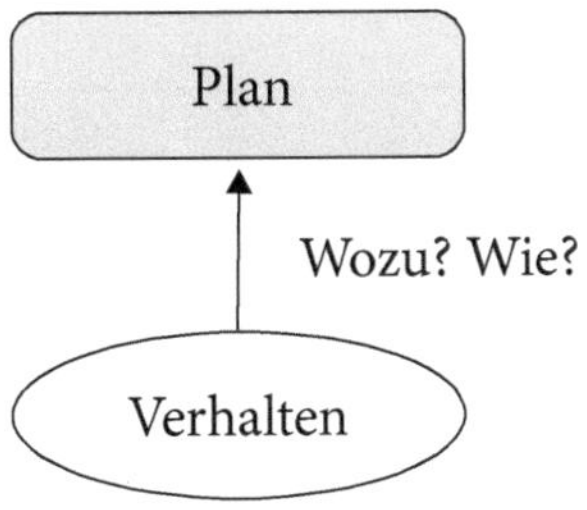


Pläne können bewusst oder nicht-bewusst sein:

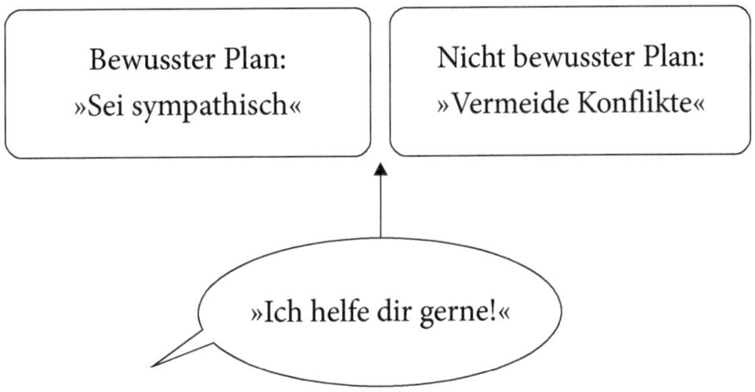


Pläne dienen der Herstellung bedürfnisbefriedigender Erfahrungen:

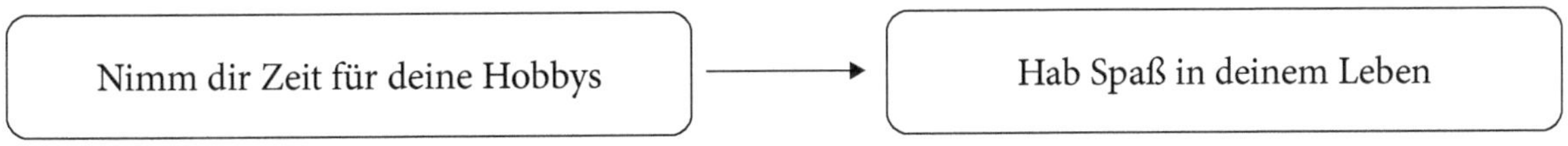

## Der »Plan« in der Plananalyse

Aktivierte Pläne steuern die Wahrnehmung, inneren Reaktionen und Handlungen von Individuen:

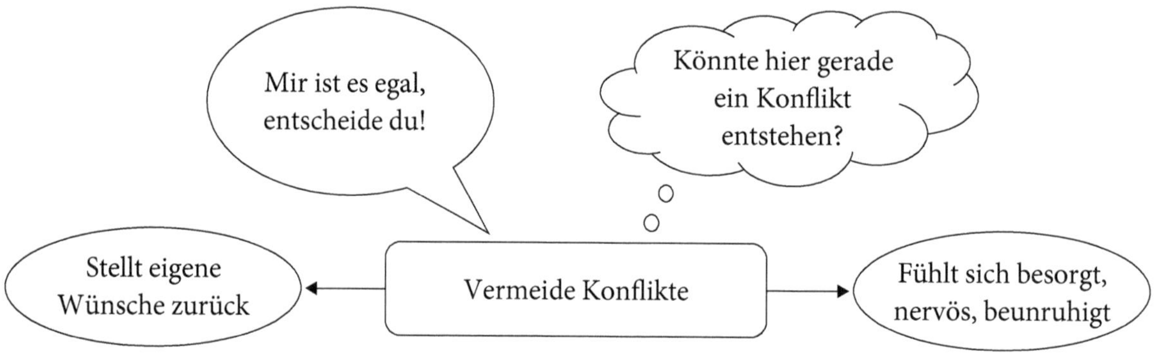


Verschiedene Pläne eines Individuums haben eine Beziehung zueinander. Sie können einander dienen oder fördern, sich verstärken, ergänzen, in Konkurrenz stehen, sich hemmen, oder blockieren:

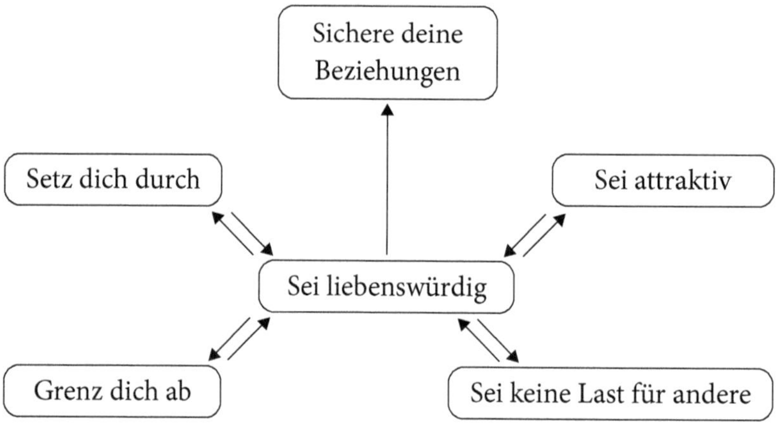


Die Gesamtheit an instrumentellen Verhaltensweisen, Plänen und motivationalen Zielen, die wir für ein Individuum erarbeitet haben, nennen wir die »Planstruktur«.

 

INFO 11 • V

## Die Planstruktur

Die Plananalyse stellt das motivationale Funktionieren in Form einer grafischen Darstellung der Pläne dar, die das Verhalten auf der untersten Ebene der Planstruktur mit den Bedürfnissen auf der obersten Ebene in Verbindung setzen (s. Abb. u.).

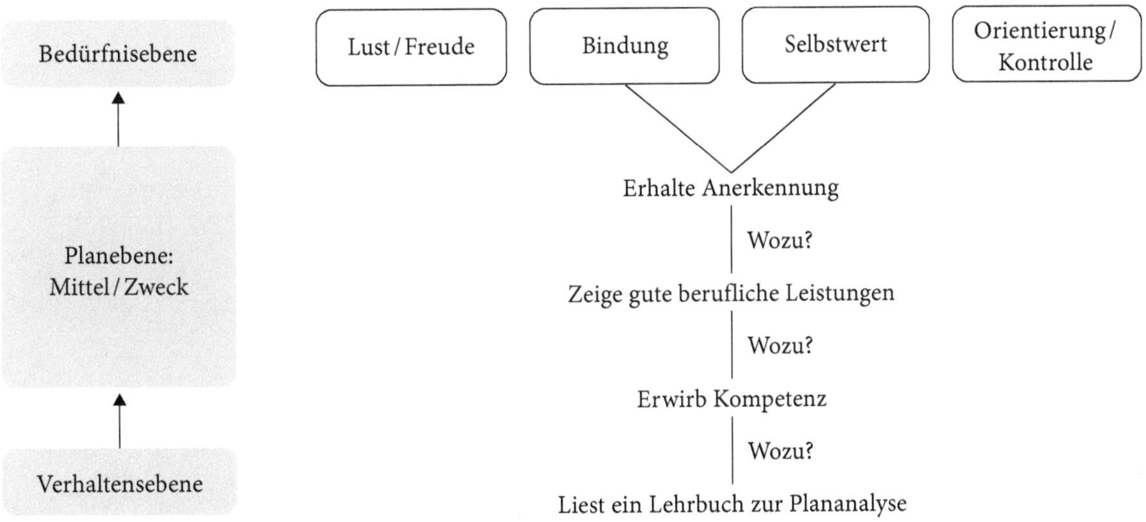


**Abbildung** Planstruktur

In der Planstruktur findet sich *Verhalten* also auf der untersten Ebene. Die daraus abgeleiteten Pläne werden darübergeschrieben. Die Beziehungen der Elemente untereinander, auf den verschiedenen Ebenen, sind durch Striche gekennzeichnet. Aus der hierarchischen Ordnung *unten / oben* ist eine »Mittel-zum-Zweck-Beziehung« ablesbar.

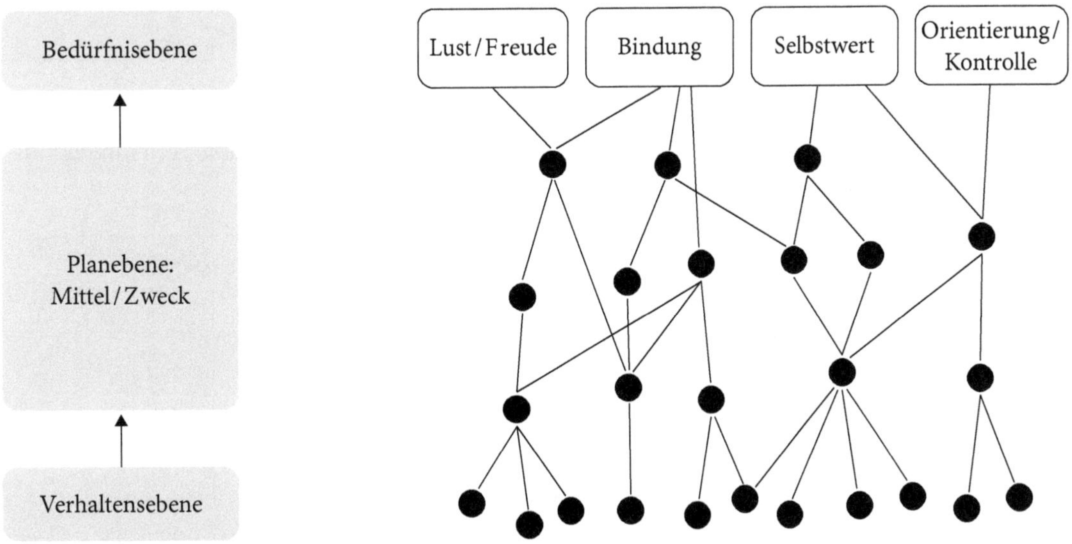


**Abbildung** Verdeutlichen von Beziehungen innerhalb der Planstruktur

Die Gesamtheit an Verhaltensweisen, Plänen, und Beziehungen untereinander bezeichnet man als *Planstruktur*.

INFO 12 • E

# Kodierung von Verhalten in der Planstruktur

**Kodierung von Verhalten in der Planstruktur**
Verhaltensaspekte werden in der Gegenwartsform, in der dritten Person und im Indikativ beschrieben. Das Pronomen entfällt.

> **Beispiel**
>
> »entschuldigt sich häufig«, »vermeidet Blickkontakt«, »hält die Arme vor der Brust verschränkt«, »trägt auch im Hochsommer einen dicken Kapuzenpulli«, »lächelt bei der Beschreibung von traumatischen Ereignissen«

**Lokalisation von Verhalten in der Planstruktur**
Das Verhalten wird auf der untersten Ebene der Planstruktur festgehalten.

> **Beispiel**
>
> Frau Hendel stellt sich wiederholt beim psychiatrischen Notfalldienst vor, um ein Benzodiazepinrezept zu erhalten. Die Therapeutin notiert sich folgende Verhaltensweisen:

| | | | | | |
|---|---|---|---|---|---|
| Lehnt Veränderung der Medikation ab | Klagt über andauernde Ängste | Besteht auf Fortsetzen der Benzodiazepinmedikation | Wiederholt, wie schlecht es ihr geht | Bricht Therapien ab, da sie sie »überfordern« | Lehnt die stationäre Therapie ab |

**Anordnung von Verhalten in der Planstruktur**
Das Verhalten soll so angeordnet werden, dass Verhaltensweisen, die einem ähnlichen Ziel dienen, nebeneinander liegen.

> **Beispiel**
>
> Die Therapeutin vermutet, dass mehrere Verhaltensweisen denselben Zweck haben. Entsprechend schreibt sie diese nebeneinander auf.

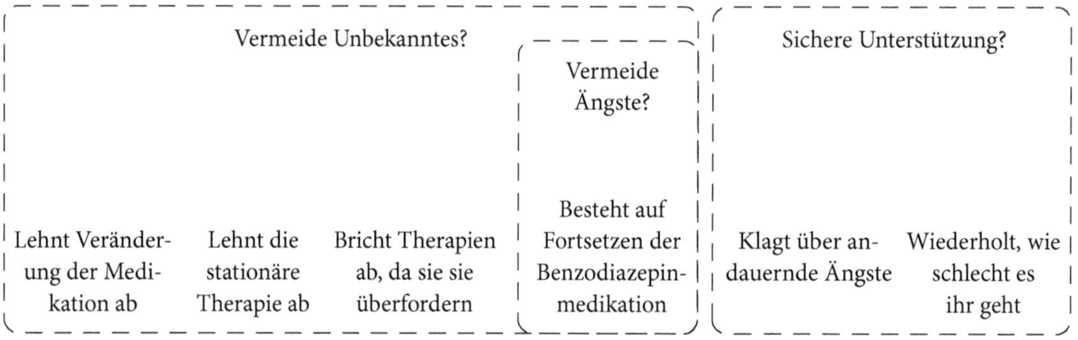


Je mehr Verhalten in unterschiedlichen Situationen demselben Plan dient, umso wichtiger ist der Plan für die Patientin.

 

## INFO 13 • E

# Unter- und Oberpläne in der Planstruktur

**Kodierung von Plänen in der Planstruktur**
Pläne werden im an sich selbst gerichteten Imperativ formuliert: »Erwirb Kompetenz«, »Reduziere Spannungen«, »Weiche Konflikten aus«, »Zeige dich angepasst«, »Setze dich durch«, »Stelle sicher, dass du gehört wirst«.

**Lokalisation von Plänen in der Planstruktur**
Pläne finden sich im mittleren Bereich der Planstruktur. Auch Pläne dienen wiederum einem Zweck. Die unteren Pläne sind verhaltensnah und konkret. Je höher wir in der Planstruktur ansetzen, umso abstrakter werden die Pläne. Man unterscheidet Unterpläne (verhaltensnah, konkret) und Oberpläne (abstrakter, semantisch näher an Bedürfnisbegriffen). Die Hierarchie und Verbindungen der Pläne sollten für einen Betrachter logisch nachvollziehbar sein (s. folgende Abb.).

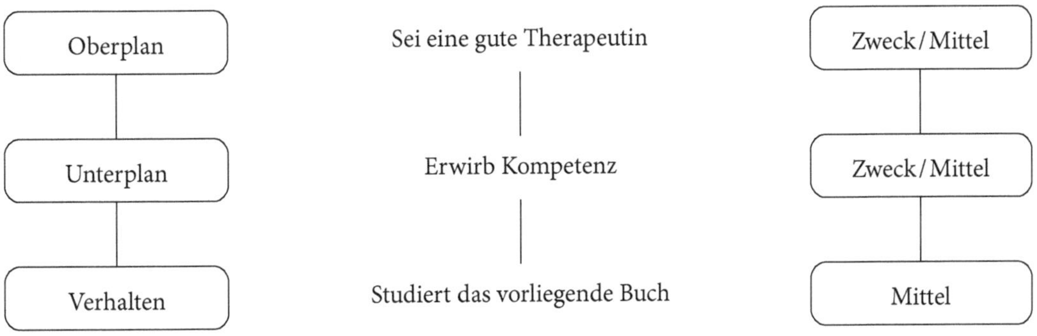


**Abbildung** Beispiel für die Lokalisation von Plänen in der Planstruktur

**Beispiel**

Frau Hendel stellt sich wiederholt auf dem psychiatrischen Notfall vor, um ein Benzodiazepinrezept zu erhalten. Die Therapeutin erstellt folgende Skizze:

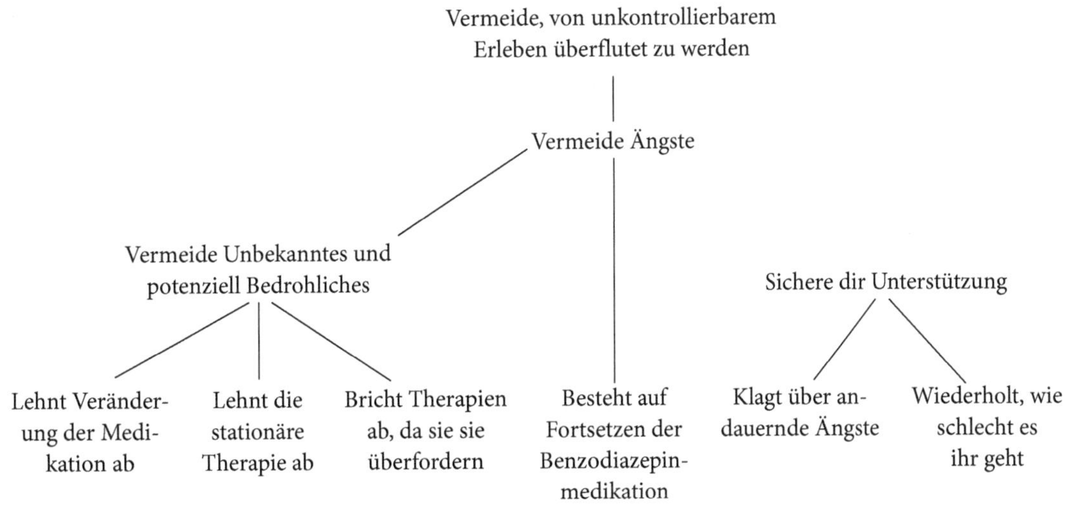


Höhere Ebenen in der Planstruktur sind abstrakter, aber sie sind nicht wichtiger als darunter liegende Pläne.

INFO 14 • E

# Bedürfnisse in der Planstruktur

**Bestimmung von Bedürfnissen in der Planstruktur**

Die Plananalyse entstand im Kontext der Epstein'schen Theorie zu psychologischen Grundbedürfnissen (Epstein, 1990), auf die Grawe sich in seiner Konsistenztheorie bezieht. Caspar (2018) empfiehlt jedoch explizit, sich hierdurch nicht einschränken zu lassen. Neben den vier Grundbedürfnissen sensu Grawe – Orientierung / Kontrolle, Bindung, Selbstwert, Wohlbefinden / Lust – können Pläne beispielsweise folgenden Bedürfnissen dienen: Erholung, Anregung, Entwicklung, Autonomie, Lebenssinn.

**Kodierung von Bedürfnissen in der Planstruktur**

Bedürfnisse können in der Planstruktur ohne explizite Erwähnung »mitgedacht« oder als Begriff ohne Verb notiert werden. Präziser ist aber auch hier die Formulierung mit Verb: »Vermeide Kontrollverlust«, »Erreiche Bindung«.

**Lokalisation von Bedürfnissen in der Planstruktur**

Bedürfnisse stehen auf der obersten Ebene der Planstruktur. Bedürfnisnahe Oberpläne können prinzipiell auch anderen Bedürfnissen dienen. Es gibt keine übergeordneten Bedürfnisse »per se«, sondern die Hierarchie muss jeweils individuell geklärt werden.

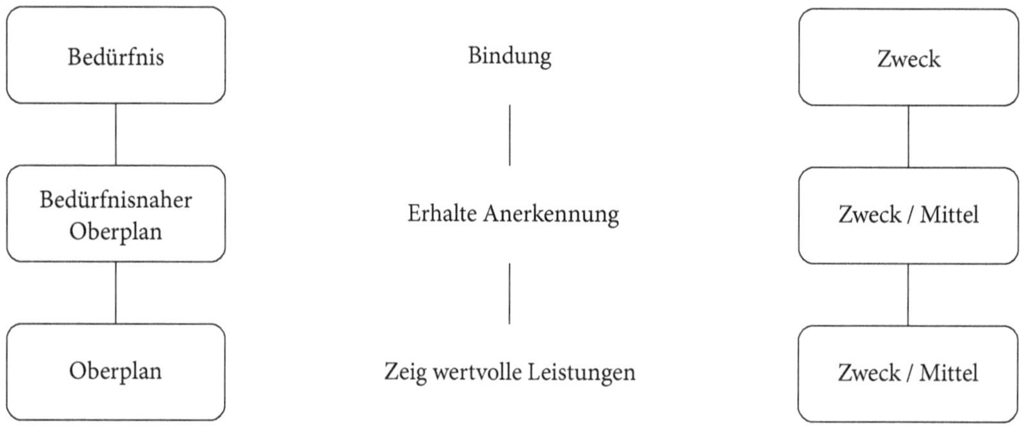


**Abbildung** Beispiel für Bedürfnisse in der Planstruktur

> **Beispiel**
>
> Frau Zbinden leistet beruflich viel und bildet sich ständig weiter. In sozialen Situationen hat sie aber Mühe, mit anderen Menschen in Kontakt zu treten. Durch ihr berufliches Engagement erhält sie immer wieder positive Rückmeldungen von anderen, die ihre Kompetenz schätzen und ihren Rat suchen. Dadurch ergeben sich soziale Kontakte, die Frau Zbinden sehr wichtig sind. So dienen ihre primär selbstwerterhöhenden Strategien auch dem Bindungsbedürfnis.
>
> Anders sieht es bei ihrem Ehemann aus: Herr Zbinden investiert viel Zeit in soziale Beziehungen. Er engagiert sich in Vereinen, lernt gern neue Menschen kennen und fühlt sich in Gesellschaft wohl. Zugleich ist er aber auch sehr stolz auf sein breites soziales Netz und erachtet seine soziale Kompetenz als große Stärke, in der er seiner Frau überlegen ist. So dienen seine primär bindungsorientierten Strategien ebenfalls dem Bedürfnis nach Selbstwert.

## INFO 15 • E

# Annäherungs- und Vermeidungspläne in der Plananalyse

### Annäherungspläne

Annäherungspläne dienen dem Erreichen eines angestrebten Zustands und übergeordnet der Befriedigung unserer Grundbedürfnisse.

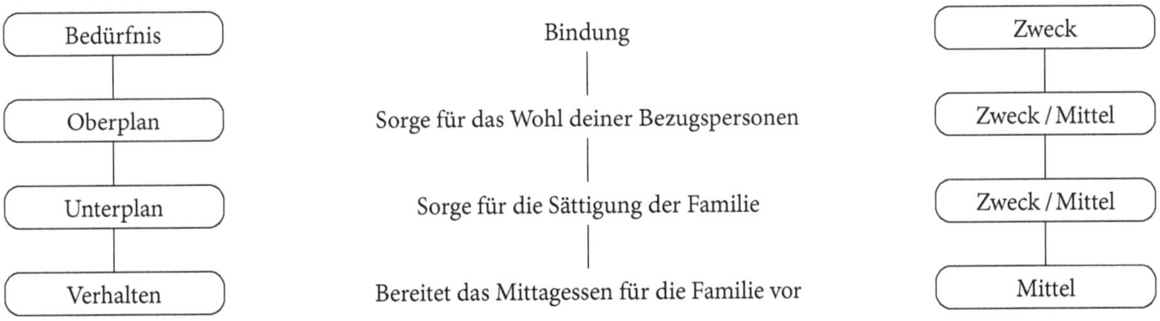


**Abbildung** Beispiel für einen Annäherungsplan zum Bedürfnis »Bindung«

### Vermeidungspläne

Vermeidungspläne zielen darauf ab, unangenehme Emotionen, bedrohliche Situationen oder potenziell schmerzhafte Erfahrungen zu vermeiden. Sie entstehen häufig als Schutzmechanismus, um das Individuum vor Belastungen oder der Bedrohung grundlegender psychologischer Bedürfnisse zu bewahren. In der Planstruktur werden Vermeidungspläne mit dem Begriff »Vermeide …«, »Schütze…« oder »Stelle sicher, dass …« gekennzeichnet.

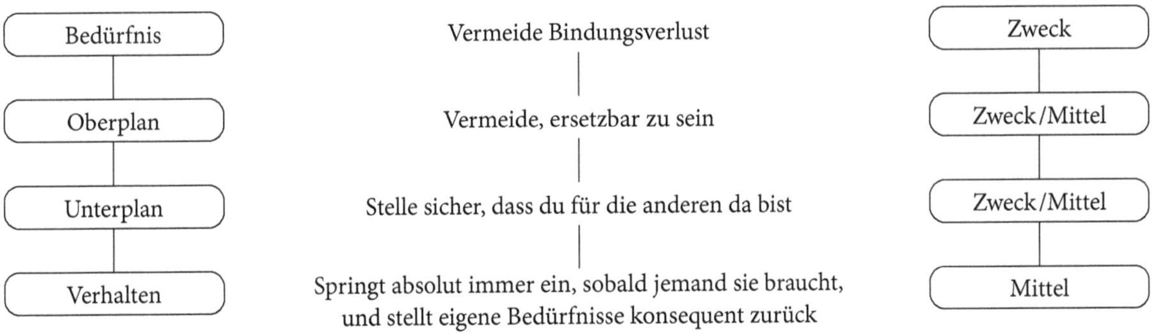


**Abbildung** Beispiel für einen Vermeidungsplan zum Bedürfnis »Bindung«

> **Tipp**
>
> Wir erkennen Annäherungspläne daran, dass Patientinnen verschiedene positive Emotionen zeigen oder über diese berichten, wenn sie das damit verbundene Ziel erreichen. Können Patientinnen Vermeidungspläne umsetzen, das heißt, die befürchtete Bedürfnisbedrohung erfolgreich abwenden, verspüren sie dagegen eher Erleichterung und Beruhigung, aber keine starke Freude oder Stolz. Die Färbung der Emotion kann uns also einen Hinweis darauf geben, ob es sich eher um einen Annäherungs- oder um einen Vermeidungsplan handelt.

INFO 16 • V

# Bewusste und nicht-bewusste Verhaltenssteuerung

Unsere bewusste Informationsverarbeitungskapazität ist begrenzt. Der größte Teil unserer Verhaltenssteuerung beruht daher auf nicht-bewusster Informationsverarbeitung. Dies betrifft insbesondere die Steuerung des nonverbalen Verhaltens.

**Beispiel:** Frau Meier kommt nach Hause. Herr Meier bereitet gerade in der Küche das Essen zu.

**Informationsverarbeitung**

- **Bewusst:** Herr Meier registriert die Ankunft seiner Partnerin. Sein Essen ist gerade in einem Moment kurz vor der Fertigstellung, in der es seine volle Aufmerksamkeit fordert.
- **Nicht bewusst:** Der Art und Weise, wie sich seine Partnerin verhält, gibt Herrn Meier subtile Hinweise darauf, dass sie gestresst ist. In diesen Situationen entstehen häufiger Konflikte.

**Verhaltenssteuerung**

- **Bewusst:** Herr Meier will in der Küche das Essen bewirtschaften, das ohne seine Aufmerksamkeit anbrennt oder überkocht. Er möchte hier also die Kontrolle behalten. Er begrüßt seine Partnerin und behält gleichzeitig die Prozesse in der Küche im Blick.
- **Nicht bewusst:** Herr Meier ist neben dem Kochen ebenfalls wichtig, Harmonie und gute Stimmung herzustellen. Er widmet sich kurz seinem Essen und fragt: »Na, wie war dein Tag?« Sein Tonfall ist hierbei weich, warm und ruhig. Er schaut seiner Partnerin eine Weile forschend in die Augen.

**Wichtig**

Die automatisierten und selbstorganisierten Teile des psychischen Geschehens sind dem Bewusstsein nur begrenzt zugänglich. Sie fließen somit nicht in die subjektiven Erklärungen ein, die ein Individuum von sich und seinem Verhalten und insbesondere von seinen Problemen macht. Daher finden sie oft keinen Eingang in die subjektiven Erklärungen, die ein Individuum für sein Verhalten und insbesondere für seine Probleme entwickelt. Die Plananalyse richtet ihren Fokus auf die Verhaltensbeobachtung und bezieht sowohl verbale als auch nonverbale Informationen mit ein. Durch die umfassende Verarbeitung dieser vielfältigen Informationen wird es möglich, auch die unbewusste Steuerung von Verhalten sichtbar zu machen.

Mit dem Fragenbogen zur Analyse motivationaler Schemata (FAMOS) von grosse Holtforth (2000) können die motivationalen Ziele der Patientinnen erfasst werden. Die Patientin gibt dabei an, wie wichtig ihr bestimmte Motive sind. Die Angaben der Patientin beruhen dabei natürlich auf dem, was ihr selbst bewusst ist. Ergänzend kann mit dem Inkongruenzfragebogen (INK) erhoben werden, wie gut die motivationalen Ziele der Patientin aus ihrer Sicht erreicht werden. Die Verwendung dieser Selbstbeurteilungsinstrumente ergänzt die Plananalyse als Fremdbeurteilungsverfahren. Der Vergleich zwischen der eher unbewussten Verhaltenssteuerung, die durch die Plananalyse erfasst wird, und der eher bewussten motivationalen Steuerung, die mit FAMOS und INK gemessen wird, liefert wertvolle Impulse für die Therapiegestaltung.

 

# Gegenwart vs. Vergangenheit in der Plananalyse

In der Plananalyse wird das aktuelle motivationale Funktionieren von Patientinnen dargestellt. Insofern beschreibt die Plananalyse ein Modell der Gegenwart. Da unser gegenwärtiges psychisches Funktionieren jedoch in hohem Maß auf in der Vergangenheit erlernten Funktionsstrategien beruht, wird die Vergangenheit ebenfalls »abgebildet«.

**Merke**

Ein besseres Verständnis für motivationale Verhaltensweisen entsteht, wenn sowohl die aktuelle Lebenssituation der Patientinnen (Gegenwart) als auch anamnestische Informationen über die Lebensgeschichte und prägende Erlebnisse (Vergangenheit) berücksichtigt werden.

**Das Abbild der Gegenwart durch die Plananalyse**

Frau Ehlers berichtet, an der Arbeitsstelle, bei der sie aktuell krankgeschrieben sei, werde »120-prozentige Leistung« von ihr verlangt, mit Überstunden und Verzicht auf Pausenzeiten. Ihr Arbeitgeber zeige seine Unzufriedenheit immer sehr deutlich, wenn jemand nicht seinen Vorstellungen von Leistungsvermögen entspreche.

Frau Ehlers sitzt in der Therapie in braver Körperhaltung mit auf dem Schoss gefalteten Händen auf ihrem Stuhl. Sie stimmt den Vorschlägen des Therapeuten immer unmittelbar zu. Frau Ehlers bemüht sich, die Hausaufgaben immer vollständig und ausführlich zu machen. Sie äußert, hohe Ansprüche an die eigene Leistung zu haben und in der letzten Zeit häufiger über die Belastungsgrenze hinauszugehen. Frau Ehlers verpasst jedoch immer wieder Sitzungen mit der Begründung, zu erschöpft und krank zu sein und den Weg in die Praxis unmöglich schaffen zu können.

Der Therapeut interpretiert das Verhalten Frau Ehlers als Ausdruck des Konflikts zwischen den Plänen »Erfülle die Erwartungen des Therapeuten«, und »Schütze dich vor Überlastungen«. Er vermutet die aktuelle berufliche Situation als gegebenenfalls auslösend für die Verschlechterung des Zustandsbildes und verstärkend für die beschriebenen Strategien und Pläne.

**Das Abbild der Vergangenheit durch die Plananalyse**

Frau Ehlers berichtet, in einem leistungsorientierten Elternhaus aufgewachsen zu sein. Ihre Eltern seien nur mit ausgezeichneten Schulnoten zufrieden gewesen. Allerdings hätten sie nachsichtig reagiert, wenn Frau Ehlers krankheitsbedingt schlechtere Leistungen erbracht habe. Der Therapeut vermutet, dass die Patientin ihr Selbstwertgefühl und Erholungsbedürfnis als Kind angesichts der hohen Ansprüche der Eltern häufig schützen musste, was ihr vor allem durch die Kommunikation krankheitsbedingter Einschränkungen möglich war. Er sieht das Verhalten der Patientin in der Therapie und die daraus erschlossenen Pläne »Erfülle die Erwartungen« und »Schütze dich vor Belastungen« als konsistent mit dieser frühen Prägung.

 

## INFO 18 • V

# Mehrfachbestimmtheit von Plänen

Da wir nicht nur ein Bedürfnis haben, verfolgen wir mit unserem Verhalten meist nicht nur ein Ziel, sondern mehrere zugleich. So kann ein Verhalten mehreren Plänen dienen und Unterpläne wiederum mehreren Oberplänen oder Bedürfnissen. Diese Strategie ist hoch funktional und dient dem effizienten Ressourceneinsatz: Je mehr Bedürfnisse mit einer Strategie befriedigt werden können, desto geringer ist der Energieaufwand für den Organismus.

Frau Reinhold ist eine Patientin mit der Diagnose einer Borderline-Persönlichkeitsstörung und selbstverletzendem Verhalten. An ihrem Beispiel (s. Abb. u.) kann die Mehrfachbestimmtheit von Verhalten gezeigt werden:

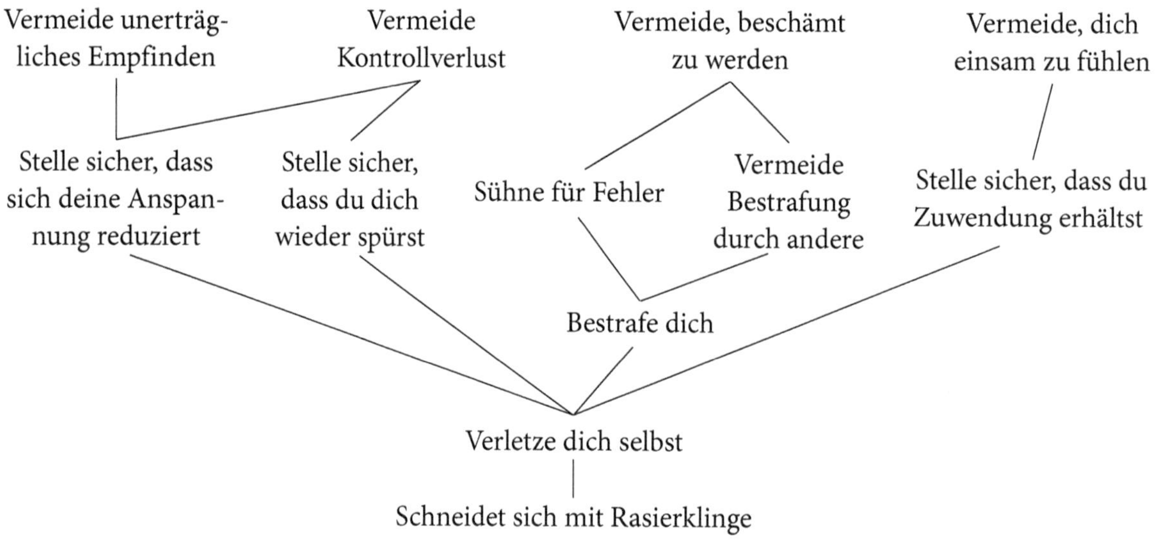


**Abbildung** Mehrfachbestimmtheit von Verhalten am Beispiel Frau Reinhold

Das Verhalten, sich mit einer Rasierklinge selbst zu schneiden, dient zunächst auf unterster Planebene ganz konkret dem Plan »Verletze dich selbst«. Dieser Plan kann nun mehreren, in der Hierarchie höher liegenden Plänen dienen: Grundsätzlich geht ihre Therapeutin davon aus, dass das selbstverletzende Verhalten der Spannungsregulation dient (Plan: »Stelle sicher, dass sich deine Anspannung verringert«), was wiederum dazu führen soll, dass Frau Reinhold Erleichterung verspürt. Frau Reinhold teilt ihr mit, dass sie sich unter hoher Anspannung nicht mehr spüren kann, was Panik und Kontrollverlust auslöst. Entsprechend dient der Plan, sich selbst zu verletzen, auch dem Plan »Stelle sicher, dass du dich wieder spürst«.

Frau Reinhold beschreibt, dass sie sich in Situationen schneidet, in denen sie sich von ihrem Umfeld nicht gehört oder gesehen fühlt, auch um ihr Umfeld auf ihre Not aufmerksam zu machen. Entsprechend dient der Plan »Verletze dich selbst« dem höher liegenden Plan »Stelle sicher, dass du Zuwendung erhältst«. Nicht zuletzt vermutet die Therapeutin, dass aufgrund der biografischen Erfahrungen der Patientin mit einer strafenden primären Bezugsperson der Plan »Verletze dich selbst« auch den Zweck der Selbstbestrafung haben könnte, und übergeordnete Pläne wie »Sühne für Fehler« oder auch »Vermeide Bestrafung durch andere« dazu dienen könnten, zu vermeiden, beschämt zu werden. Welche Gewichtung welchem Planstrang gegeben werden muss, ist für die Therapeutin noch nicht zu bestimmen und sie möchte dies anhand der zukünftigen Therapiesituationen überprüfen. In der Regel kann aber davon ausgegangen werden, dass Verhalten und Plänen nicht nur einem Ziel dienen, sondern mehreren gleichzeitig.

 

# Die Plananalyse als »Röntgenbild« motivationalen Funktionierens

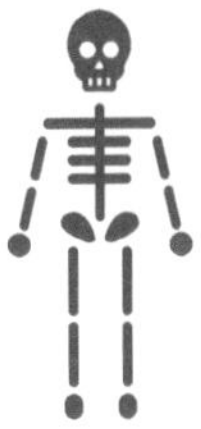

Die Plananalyse kann mit einem Röntgenbild verglichen werden. Sie ermöglicht eine Abbildung des motivationalen Funktionierens ähnlich dem Abbild des Körpers mithilfe von Röntgenstrahlen.

**Gemeinsamkeiten**

- Bei beiden wird der Mensch untersucht.
- Bei beiden wird «Dahinterliegendes» sichtbar gemacht.
- Beide sind ein Abbild im Hier und Jetzt.
- Bei beiden können Verletzungen aus der Vergangenheit abgebildet werden.
- Beide dienen der Lokalisation des Ortes einer Störung, um präzise Interventionen zu planen.
- Beide benötigen zur therapeutischen Interpretation die Vorstellung eines »Normalbefundes«, zu welchem sie Abweichungen zeigen können – bei der Plananalyse erfolgt dieser Vergleich mit der Vorstellung eines kontextbezogen adäquaten psychischen Funktionierens.

**Unterschiede**

- Das Röntgenbild zeigt Gewebestrukturen, in der Plananalyse werden psychische Prozesse untersucht.
- Das Röntgenbild entsteht unabhängig von den Vorinformationen des Untersuchers, die Validität der Plananalyse erhöht sich, je mehr Informationen dem Untersucher vorliegen.
- Das Röntgenbild zeigt einen Teil des menschlichen Organismus, die Plananalyse einen Teil des menschlichen motivationalen Funktionierens.
- Auf der Basis eines Röntgenbildes lässt sich eine Diagnose sichern oder ausschließen, auf der Basis der Plananalyse entsteht eine Arbeitshypothese.

INFO 20 • V

# Vereinfachung vs. Komplexität

In der Plananalyse wird das menschliche Funktionieren vereinfacht erklärt und dargestellt. Das Bewusstsein für diese Vereinfachung ist wichtig, um sicherzustellen, dass der Therapeutin keine Generalisierungen oder Fehlinterpretationen unterlaufen.

**Problemeingrenzung**

Therapeutinnen sollten in der Erarbeitung von Planstrukturen darauf bedacht sein, situative Bedingungen für beobachtetes Problemverhalten genau zu betrachten. Eine problematische Verhaltensstrategie kann beispielsweise in einer Krisensituation auftreten, die Patientin zeigt außerhalb von Krisen jedoch funktionalere Verhaltensweisen. Indem Betroffene darin unterstützt werden, zu erkennen, dass ihr »Problem« nur in spezifischen Situationen auftritt, kann der Verlust von Selbstwirksamkeitserleben reduziert werden.

**Beispiel**

Der unter Depressionen leidende Herr Amacher fällt auf der Station dadurch auf, dass er sich häufig hilflos zeigt. So fragt er wiederholt nach, was er tun muss, und erhält hierdurch Unterstützung von Seiten der Pflege. Der Therapeut fragt sich, ob das auf Unterstützung zielende Verhalten eine überdauernde Verhaltensstrategie Herr Amachers ist. Die Ehefrau des Patienten gibt jedoch die Auskunft, dass Herr Amacher außerhalb von depressiven Episoden völlig selbstständig und autonom funktioniert. Somit ordnet der Therapeut das Verhalten in den Kontext der depressiven Erkrankung ein.

**Therapeutische Flexibilität**

Die Therapeutin hat situativ zu überprüfen, ob das beobachtete Verhalten im Sinne der erarbeiteten Planstrukturen interpretiert werden kann, oder das Verhalten andere Hintergründe hat.

**Beispiel**

Die Therapeutin erhält von ihrer Patientin Frau Martinez zum zweiten Mal ein kleines Geschenk. Die Therapeutin hat in der Plananalyse herausgearbeitet, dass Frau Martinez sich häufig für ihre Mitmenschen verausgabt, um Bindungsabbrüche zu vermeiden. Sie ist verunsichert und fragt sich, ob sie ihrer Patientin ausreichend Sicherheit in der therapeutischen Beziehung vermittelt hat. In der Supervisionsgruppe erhält sie die Rückmeldung einer anderen Teilnehmerin aus dem Kulturkreis der Patientin, dass in ihrer Kultur die Dankbarkeit gegenüber dem Therapeuten durch kleine Geschenke gezeigt würde, und dass die Art und Weise der Geschenke bei ihr nicht den Eindruck hinterließen, dass es sich dabei um über die kulturellen Gepflogenheiten hinausgehendes Verhalten handeln würde. Die Therapeutin kann durch dieses Wissen entspannt reagieren, als Frau Martinez ihr in einer der nächsten Sitzungen erneut ein kleines Präsent mitbringt.

# Die Plananalyse als Arbeitshypothese

**Die Planstruktur stellt eine Arbeitshypothese dar**
Die Erstellung einer Plananalyse erfordert eine achtsame und nicht-wertende Haltung, bei der Informationen aus verschiedenen Quellen sorgfältig zusammengeführt werden. Die therapeutische Vorstellung des Funktionierens der Patientinnen beruht jedoch selbst bei größter Sorgfalt immer auf einer begrenzten Informationsbasis.

Darüber hinaus bleibt der plananalytische Prozess, auch bei hoher Qualität und Quantität der Informationen, immer eine subjektive, vom Wahrnehmenden abhängige Interpretation. Alle entstehenden Überlegungen zu Plänen haben somit den Status von Arbeitshypothesen, und so ist auch die daraus resultierende Planstruktur als Arbeitshypothese zu verstehen.

**Merke**

Die Plananalyse gewährleistet ein Abbild der Realität und ist nicht die Realität selbst.

Die Planstruktur muss im Therapieprozess fortlaufend auf ihre Plausibilität und Vollständigkeit überprüft werden, um die Validität der Arbeitshypothese und Qualität der Aussagen der Planstruktur sicherzustellen. Eine Haltung des »Nicht-alles-Wissens« und der Offenheit ist dabei essenziell.

**Wichtig**

Die Plananalyse darf nicht das aufmerksame und fortlaufende therapeutische Beobachten ersetzen, oder ein offenes und einfühlsames Begleiten verhindern.

Folgende Fragen dienen der fortlaufenden Überprüfung der erarbeiteten Planstruktur:
- Sind beobachtetes Verhalten und Pläne kompatibel mit der Planstruktur?
- Ist die Instrumentalität richtig dargestellt?
- Sind die Pläne mit regelmäßig beobachtbarem Verhalten belegbar?
- Muss die Planstruktur ergänzt oder revidiert werden?

**Wichtig**

Die Planstruktur muss im Therapieprozess fortlaufend überprüft werden.

# 3 Was sind Indikationen und Kontraindikationen?

Die Plananalyse dient der Individualisierung des Behandlungsansatzes. Sie ermöglicht die Erstellung einer maßgeschneiderten Fallkonzeption und Therapieplanung unter Berücksichtigung des motivationalen Funktionierens des einzelnen Patienten. Mithilfe der Plananalyse können Therapeuten die therapeutische Beziehung sicherer und gezielter gestalten. Insofern existieren für die Plananalyse nur relative Kontraindikationen.

Im Folgenden wird erläutert, in welchen Situationen die Plananalyse besonders hilfreich sein kann (Indikationen) und unter welchen Umständen ihre Anwendung weniger geeignet ist (Kontraindikationen). Sie finden in diesem Kapitel viele kurze Beispiele, die den Beitrag der Plananalyse veranschaulichen und konkretisieren sollen. Diese sind als exemplarische Auswahl zu verstehen, sie stellen keine abschließende Zusammenfassung dar.

**Hinweis.** In diesem Kapitel werden Begriffe verwendet, die teilweise Kenntnisse aus den Kapiteln 4 und 5 voraussetzen. Wir empfehlen daher Einsteigern vorgängig die Auseinandersetzung mit den Inhalten dieser Kapitel.

## Erläuterung der Materialien dieses Kapitels

**INFO 22 Indikation: Schwierigkeiten im Aufbau einer guten Therapiebeziehung**
Auf diesem Arbeitsblatt wird beschrieben, wie die Plananalyse zur Verbesserung der therapeutischen Beziehung genutzt werden kann, wenn sich der Beziehungsaufbau schwierig gestaltet.

**INFO 23 Indikation: Nichtansprechen auf störungsspezifische Therapie**
Hier wird erläutert, wie die Plananalyse für Patienten von Nutzen sein kann, bei denen Standardtherapien nicht zu ausreichendem Therapieerfolg führen.

**INFO 24 Indikation: Interaktionsstörungen**
Auf diesem Informationsblatt wird der Nutzen der Plananalyse für Patienten mit Interaktionsauffälligkeiten und -störungen beschrieben.

**INFO 25 Indikation: Unzureichende Anpassung an neue Lebenssituationen**
Auf diesem Informationsblatt wird der Nutzen der Plananalyse für Patienten beschrieben, die Schwierigkeiten in der Anpassung an veränderte Lebenssituationen haben.

**INFO 26 Indikation: Psychiatrische Komorbidität**
Hier wird der Nutzen der Plananalyse für Patienten mit psychiatrischen Komorbiditäten erläutert.

**INFO 27 Kontraindikationen der Plananalyse**
Auf diesem Informationsblatt werden Kontraindikationen der Plananalyse beschrieben und erklärt.

# Indikation: Schwierigkeiten im Aufbau einer guten Therapiebeziehung

Schwierigkeiten im Aufbau einer guten Therapiebeziehung oder auch Brüche in der therapeutischen Beziehung sind keine Seltenheit. Nicht immer bestehen hier grundlegende Interaktionsauffälligkeiten bei Patienten, sondern die Ursache kann beispielsweise in einer situativen Aktivierung von Plänen in Krisensituationen liegen. Um Schwierigkeiten in der therapeutischen Beziehung besser zu verstehen und damit umgehen zu können, empfiehlt sich die Erstellung einer Plananalyse. Hintergrund sind in der Regel bedrohte Pläne oder Motive. Wenn wir die bedrohten Pläne oder »wunden Punkte« unserer Patienten kennen, sind wir in der Lage, individuelle Anpassungen in der Beziehungsgestaltung vorzunehmen. Werden diese übersehen oder zu wenig berücksichtigt, kann es schwierig sein, eine stabile therapeutische Beziehung herzustellen.

**Bedrohte Pläne und Motive.** Wenn den Patienten ihre interaktionellen motivationalen Ziele nicht bewusst sind, können sie diese nicht kommunizieren. Selbst bewusste Beziehungswünsche werden von den Patienten zumeist nicht ausgesprochen, so dass die relevanten Pläne und Motive vom Therapeuten erschlossen werden müssen.

**Beispiel**

**Beispiel 1.** Der Therapeut stellt fest, dass sich Frau Blum stets sehr zurückhaltend und vorsichtig ihm gegenüber verhält und Mühe hat, sich auf die Therapie einzulassen. In der Plananalyse erschließt er den Plan »Vermeide, dass Grenzüberschreitungen geschehen« Er stellt in der Therapie sicher, dass die Grenzen der Patientin besonders deutlich und explizit geschützt werden, beispielsweise indem er immer wieder die Erlaubnis für Interventionen einholt und sie dazu ermutigt, ihm mitzuteilen, wenn ihr etwas zu nahe geht. Frau Blum kann sich in der Folge zunehmend besser auf die Therapie einlassen.

**Beispiel 2.** Die therapeutische Beziehung zu Herrn Ganvoulas verbessert sich deutlich, nachdem der Therapeut den zentralen Plan »Vermeide Versagen« identifiziert hat und in der Therapie berücksichtigt. Er antizipiert Therapiesituationen, in denen bei Herrn Ganvoulas Versagensgefühle aktiviert werden könnten, z. B. wenn er den Fokus der Behandlung zu stark auf Defizite legt oder Interventionen plant, die den Patienten überfordern könnten. Er achtet also besonders darauf, eine gute Balance von Problem- und Ressourcenorientierung in der Therapie herzustellen und den Patienten in Interventionen nicht zu überfordern. Er drückt explizit aus, dass es in der Therapie kein Versagen geben kann und macht schließlich die Angst vor dem »Versagen« zum Inhalt der Therapie.

**Beispiel 3.** Herr Hadjam zeigt sich betont jovial und hat Mühe, die Patientenrolle einzunehmen. Erst nachdem der Therapeut die Pläne: »Stelle sicher, nicht stigmatisiert zu werden« und »Verhindere, als zweitklassig angesehen zu werden« ausreichend berücksichtigt, indem er die gesunden und funktionalen Anteile des Patienten besonders würdigt und den Patienten nicht als defizitär darstellt, verbessert sich die therapeutische Beziehung, so dass ein Arbeitsbündnis entstehen kann.

# Indikation: Nichtansprechen auf störungsspezifische Therapie

Das Nichtansprechen auf eine lege artis durchgeführte störungsspezifische Therapie kann als zentrale Indikation für die Erstellung einer Plananalyse gesehen werden. Störungsaufrechterhaltende Faktoren im motivationalen System können mit der Plananalyse identifiziert und gezielt bearbeitet werden, um anschließend eine erfolgreiche störungsspezifische Behandlung zu ermöglichen.

**Funktionalität einer Störung**
Die Störung hat eine instrumentelle Funktion für die Bedürfnisbefriedigung des Patienten.

**Beispiel**

Frau Neuer leidet an einer Agoraphobie mit Panikattacken. Die bisherige Therapie erzielte trotz deutlichem Nachlassen der Angst nach Expositionsübungen keine nachhaltige Wirkung. In einem Paargespräch zeigt sich, dass der Partner die Patientin überall hin begleitet, wenn sie ihre Überforderung äußert. Die Therapeutin vermutet bei der Patientin die Pläne »Halte die Panik aufrecht« und »Stelle Nähe zwischen dir und deinem Partner sicher« mit dem Ziel »Stelle sicher, dass du nicht verlassen wirst«.

Der Plan »Halte die Panik aufrecht« respektive entsprechende Paniksymptome werden mit großer Wahrscheinlichkeit erst dann gut behandelbar, wenn der Plan »Stelle Nähe zwischen dir und deinem Partner sicher« durch andere Strategien umgesetzt werden kann. Entsprechend sollten in der Therapie nicht nur die Angstsymptome adressiert werden, sondern auch die Paarbeziehung.

**Vermeidungspläne und Plankonflikte**
Plankonflikte oder Vermeidungspläne können eine konstruktive Störungsbewältigung erschweren und zu therapiebehinderndem Verhalten führen.

**Beispiel**

Herr Monteyro leidet an einer Computerspielsucht. Er ist sehr therapiecompliant, indem er zuverlässig in Sitzungen erscheint und die verhaltenstherapeutischen Hausaufgaben gewissenhaft zu erledigen scheint. In den Protokollen zeigt sich jedoch keine Abnahme der vor dem Bildschirm verbrachten Zeit. Für den Therapeuten wirken die Äußerungen des Patienten häufig fassadär. Angaben über durchgeführte Übungen sind wenig detailliert und scheinen stark beschönigend. Anhand der Plananalyse, die der Therapeut durchführt, bildet er die Hypothese, dass die gleichzeitige Aktivierung der Pläne »Suche Unterstützung« und »Vermeide, Schwäche zu zeigen« bei Herrn Monteyro dazu führt, dass er zwar die Therapie aufsucht, sich dort aber nicht ausreichend öffnen kann. Der Therapeut meldet Herrn Monteyro in einer Sitzung zurück, dass er den Eindruck hat, quasi den Avatar Herrn Monteyros kennengelernt zu haben, den, der alles kann und keine Probleme hat, dass er aber gerne den richtigen Herrn Monteyro kennenlernen würde. Zunächst äußert Herr Monteyro, er verstehe nicht, was der Therapeut damit meint, kann dann jedoch einräumen, dass es schon sein kann, dass er sich nicht wirklich zeige. In dem anschließenden Gespräch entwickeln sie gemeinsam das therapeutische Ziel, dass Herr Monteyro sich in der Therapie wirklich zu zeigen lernt, und nicht nur »seinen Avatar spielt«. Der Therapeut verstärkt Selbstoffenbarungen, in denen Herr Monteyro Schwierigkeiten benennt, und sich verletzlich zeigt. Dadurch

 

## Indikation: Nichtansprechen auf störungsspezifische Therapie

›können in der fortgesetzten verhaltenstherapeutischen Herangehensweise Lösungen für auftretende Probleme gefunden werden, und die Angst Herrn Monteyros vor Verletzlichkeit in der »wirklichen Welt« nimmt ab.

**»Schieflage« in der Gesamtstruktur motivationalen Funktionierens**
Eine ausgeprägte Vermeidungsorientierung in Kombination mit schwach entwickelten Annäherungszielen oder wenigen Strategien zur Bedürfnisbefriedigung kann den Fortschritt in der Therapie erheblich erschweren.

**Beispiel**

Frau Colley sucht die Therapie aufgrund einer Generalisierten Angststörung auf. Die Therapeutin beobachtet, dass die Patientin sich zwar auf die Interventionen auf der Grundlage der Akzeptanz- und Commitmenttherapie (ACT) einlässt, die Übungen scheinen jedoch von ihr nicht selbstständig durchgeführt werden zu können. In der Plananalyse stellt die Therapeutin fest, dass große Teile der Planstruktur auf den zentralen Plan »Stelle deine Beziehungen sicher« ausgerichtet sind. Es fällt auf, dass Frau Colley ihre eigenen Bedürfnisse systematisch übergeht, sich ihren Mitmenschen und auch der Therapeutin anpasst und keine eigene Haltung entwickelt. Die Therapeutin geht davon aus, dass die ausgeprägte Bindungsunsicherheit der Patientin eine verhaltensbestimmende Überrepräsentation des Bindungsbedürfnisses bei der Patientin erzeugt. Dadurch fällt es ihr schwer, sich generell der Befriedigung anderer Bedürfnisse und ganz konkret dem Anwenden von Strategien zur Erhöhung ihrer Lebenszufriedenheit zuzuwenden. Die Therapeutin stellt daraufhin die Erarbeitung von Selbstzuwendung in den Vordergrund. Sie ermutigt und verstärkt die Patientin, wenn sie Verhaltensweisen im Sinne des Autonomiebedürfnisses oder der Selbstbehauptung zeigt.

**Unzureichende Befriedigung zentraler Pläne und Bedürfnisse**
Unbefriedigte Bedürfnisse erzeugen eine so hohe Inkonsistenzspannung, dass die Voraussetzungen für eine erfolgreiche störungsspezifische Arbeit nicht gegeben sind.

**Beispiel**

Frau Itten, die an einer Posttraumatischen Belastungsstörung leidet, erlebt in ihrer Partnerschaft anhaltend Gewalt. Sie möchte sich jedoch nicht vom Partner trennen, da sie ihn liebe und die Hoffnung habe, dass er sich ändern werde. Die Inkongruenz in Bezug auf das Bedürfnis nach körperlicher und emotionaler Integrität ist sehr hoch. Daher ist trotz ihres Wunsches nach Bewältigung der Gewalterfahrungen und hoher Compliance die Therapie nur eingeschränkt wirksam, und es kam bis anhin nicht zu einer Reduktion posttraumatischer Symptome.

INFO 24 • Ⓥ

## Indikation: Interaktionsstörungen

Patienten mit Interaktionsauffälligkeiten sowie Persönlichkeitsakzentuierungen oder -störungen zeigen häufig Interaktionsmuster, die wiederholt zu Schwierigkeiten und Konflikten mit anderen Personen führen, so auch in der therapeutischen Beziehung. Entsprechend ist es besonders wichtig, ihr Interaktionsverhalten und die zugrunde liegenden Motive gut zu verstehen, um dennoch eine möglichst stabile und tragfähige Beziehung aufbauen und aufrechterhalten zu können. Die Behandlung von Patienten mit Persönlichkeitsstörungen ist somit eine typische Indikation für die Anwendung der Plananalyse.

**Interaktionell zentrale Pläne und Motive**

Hinter dem »schwierigen« Interaktionsverhalten von Patienten mit Persönlichkeitsstörungen stehen zumeist nicht bewusste zentrale verhaltensanleitende Pläne und Motive. Patienten können in aller Regel keine Auskunft darüber geben, so dass diese vom Therapeuten erschlossen werden müssen. Patienten reagieren besonders sensibel, wenn diese Pläne und Motive nicht erfüllt werden. Wenn der Therapeut also nicht versteht oder »übersieht«, welche Pläne dem Verhalten zugrunde liegen, wird es ihm schwerfallen, eine therapeutische Beziehung aufzubauen und es werden sich immer wieder Brüche in der Beziehung ergeben.

**Beispiel**

Frau Kramer leidet unter einer Persönlichkeitsstörung. Zentrale verhaltensbestimmende Pläne sind »Sorge dafür, ausreichend Aufmerksamkeit zu erhalten« und »Vermeide Nicht-Beachtung«. Wenn die Therapeutin der Patientin zu Beginn der Behandlung nicht ausreichend Aufmerksamkeit schenkt, sondern abwesend und distanziert wirkt, wird die Patientin sich nicht auf die Beziehung einlassen oder ihr Verhalten noch deutlicher zeigen.

**Dysfunktionales Verhalten, Pläne und Motive.** Bei Patienten mit Interaktionsauffälligkeiten besteht die Herausforderung darin, problematisches Verhalten oder dysfunktionale Pläne nicht ungewollt zu unterstützen. Andernfalls könnten diese verstärkt werden, was zur weiteren Verfestigung des Problemverhaltens führt. Der Therapeut hat jedoch die Möglichkeit, in der Planstruktur höher anzusetzen und in seinem Beziehungsverhalten Pläne zu unterstützen, die funktionaler sind. Höher liegende Pläne sind zumeist weniger problematisch und können somit besser »bedient« werden. Gleichzeitig wird damit die Inkonsistenz durch das unerfüllte Bedürfnis reduziert, so dass dysfunktionales Verhalten weniger auftritt.

**Beispiel**

Herr Meyer leidet unter einer Persönlichkeitsstörung mit den zentralen Plänen »Lass dich bewundern« und »Vermeide Schwäche um jeden Preis«. Wenn der Therapeut nun diese Pläne unterstützt, wird er allenfalls eine Beziehung aufbauen können, längerfristig aber dysfunktionales Verhalten und den dysfunktionalen Plan unterstützen. Bedient er aber höher liegende Pläne, denen die Bewundert-werden- und Schwäche-vermeiden-Pläne zu Grunde liegen, wie »Sorge dafür, als Person anerkannt zu werden« oder »Sorge dafür, deine Gefühle ausreichend zu kontrollieren«, kann Herr Meyer in der therapeutischen Beziehung korrektive Erfahrungen machen und in der Folge weniger Problemverhalten zeigen.

## Indikation: Unzureichende Anpassung an neue Lebenssituationen

Verhaltensweisen – und die dahinterliegenden Pläne – können in einer bestimmten Lebenssituation funktional, in einem anderen Kontext aber nicht (mehr) sinnvoll sein und Leid verursachen. Veränderungen in Lebenssituationen können dazu führen, dass »alte« Pläne untereinander oder mit neu entstandenen Plänen inkompatibel werden und erfordern eine Flexibilität und Anpassung von Verhalten. Ein Störfaktor stellt dabei die Tendenz zur Selbstaufrechterhaltung und Rigidität von Plänen und Schemata dar. Die Erarbeitung einer Plananalyse kann helfen, veraltete Planstrukturen und neue Plankonflikte zu erkennen. Dadurch können Therapeuten die Entwicklung von neuen Plänen fördern, die der neuen Lebenssituation besser gerecht werden und zu funktionalerem Verhalten führen.

**Rigide alte Planstrukturen.** Rigide Planstrukturen können verhindern, dass Verhalten in neuen Lebenssituationen ausreichend bedürfnisbefriedigend, d. h. funktional ist.

**Beispiel**

Der erfolgreiche Manager Herr Janko meldet sich aufgrund eines Erschöpfungssyndroms für eine Therapie an. Es zeigt sich rasch, dass er einen hohen Leistungsanspruch hat und stets alles unter Kontrolle haben möchte. Nun wurde er befördert und leitet ein großes Team, was eine Delegation von Aufgaben an seine Mitarbeitenden und Vertrauen in diese erfordert. Trotzdem besteht er weiterhin darauf, alle Aufgaben selbst zu überprüfen und kleinste Details zu kontrollieren, weil er Angst hat, dass Fehler passieren könnten.

**Neu entstandene Plankonflikte.** Neu entwickelte Pläne können mit alten Plänen in Konflikt stehen und so zu Ambivalenz im Verhalten führen, was eine zielgerichtete Bedürfnisbefriedigung erschweren kann.

**Beispiel**

Frau Husic, die Mutter eines 3-jährigen Sohnes, war aus Angst vor Konflikten bisher stets bemüht, Ratschläge und Entscheidungen ihrer Mutter in der Kindererziehung umzusetzen. Zunehmend erkennt sie aber, dass sie ihre eigenen Werte und Ansichten hat, die sie ihrem Sohn mitgeben möchte. Die Strategien des alten Planes »Nimm Rücksicht auf deine Mutter« sind mit den Strategien des neuen Planes »Vermittle deinem Sohn, was dir wichtig ist« nicht kompatibel.

**Wegfall zentraler Strategien.** In neuen Lebenssituationen können durch Verluste von Ressourcen bisher wirksame Strategien nicht mehr verfügbar sein, so dass zentrale Bedürfnisse nicht ausreichend erfüllt werden können.

**Beispiel**

Das »Empty-Nest-Syndrom«: Nach dem Auszug des letzten Kindes kann die Befriedigung des Bindungsbedürfnisses für die Eltern unter Umständen nicht mehr gewährleistet sein, wenn der Plan »Sorge für deine Kinder« der einzige ist, um Nähe herzustellen. Sie müssen ihr motivationales System nun neu ausrichten und benötigen hierfür neue Strategien und Pläne.

 

# Indikation: Psychiatrische Komorbidität

Bei Patienten mit psychiatrischer Komorbidität handelt es sich um einen typischen Einsatzbereich der Plananalyse. Die Erarbeitung einer Plananalyse kann helfen, Interaktionen im psychologischen Funktionieren zwischen den einzelnen Störungen zu identifizieren, die eine individualisierte Interventionsplanung nahelegen oder sogar notwendig machen.

**Relevanz eines Planes für mehrere Erkrankungen**

Ein bestimmter Plan kann im Kontext mehrerer Erkrankungen verhaltensbestimmend sein. Die ausreichende Berücksichtigung des Planes, resp. Förderung alternativer Pläne, kann somit für die Behandlung mehrerer Störungen zentral sein.

**Beispiel**

Der an einer Abhängigkeit von Cannabis und Alkohol leidende Patient Herr Smith, der zudem die Kriterien einer Agoraphobie erfüllt, hat den Plan »Vermeide negative Gefühle«. Die Toleranz gegenüber negativen Gefühlen zu erhöhen erscheint daher als der zentrale erste Ansatzpunkt der Psychotherapie.

**Funktionalität der Störungen untereinander**

Bei Komorbidität kann die eine Störung eine instrumentelle Funktion für die andere haben. Entsprechend muss der therapeutische Fokus meist erst auf die Störung gelegt werden, die die andere Störung aufrechterhält. Diese Pläne und Verhaltensweisen müssen ausreichend berücksichtigt werden, um die andere Störung wirksam zu behandeln.

**Beispiel**

**Beispiel 1.** Frau Müller leidet unter einer Alkoholabhängigkeit und einer Posttraumatischen Belastungsstörung. Der Alkoholkonsum hat die Funktion, Flashbacks zu vermindern und die hohe Anspannung, unter der die Patientin leidet, besser auszuhalten (Pläne: »Verhindere Flashbacks durch Trinken« und »Halte die Anspannung besser aus, indem du Alkohol trinkst«). Mit einer ausreichenden Behandlung der PTBS verliert der Alkoholkonsum seine instrumentelle Funktion und kann im Anschluss einfacher reduziert werden.

**Beispiel 2.** Die an Depressionen und Sozialer Phobie leidende Patientin Frau Demba hat sich zunehmend zurückgezogen. So hat sie alle positiven Verstärker in ihrem Leben verloren, was den Fokus auf Verhaltensaktivierung nahelegt. Dies kann sie zwar nachvollziehen, der Therapeut versucht dies auch umzusetzen, aber ohne Erfolg. Er fertigt eine Plananalyse an und formuliert aufgrund dessen die Hypothese, dass das Rückzugsverhalten vornehmlich den Plänen »Vermeide Scham« und »Vermeide Unsicherheit« dient, die im Zusammenhang mit der Sozialen Phobie stehen. Die Reduktion von Schamgefühlen und sozialphobischem Vermeidungsverhalten scheint somit zentral für den therapeutischen Prozess und die Behandlung der Depression.

 

# Kontraindikationen der Plananalyse

**Kontraindikation 1: Kein unmittelbarer Einsatz bei Störungen, die mit Standardtherapien gut behandelbar sind**
Bei einigen Patienten scheint ein individualisiertes Vorgehen nicht notwendig, da sie in ihrem Beziehungsverhalten freundlich und kooperativ sind und an Symptomen und Störungsbildern leiden, die mit störungsspezifischen Interventionen aus Standardtherapien rasch erfolgreich behandelt werden können. Die Erstellung einer Plananalyse erfordert bei diesen Therapien einen unnötigen Aufwand. Auch eine individuelle Therapieplanung wäre unwirtschaftlich, da sie gegenüber der Standardtherapie ressourcenintensiver ist. Aus ökonomischen Gründen stellt sich hier somit eine relative Kontraindikation für die Plananalyse.

**Beispiel**

Herr Jetzer, ein Patient mit einer seit kurzem bestehenden Agoraphobie mit Panikstörung ohne Symptome einer anderweitigen Störung sucht therapeutische Unterstützung. Er spricht gut auf die Psychoedukation an und zeigt sich behandlungsmotiviert. Es existieren verschiedene Behandlungsmanuale. In einem gemeinsamen Entscheidungsprozess wählen sein Therapeut und er eine kognitiv-verhaltenstherapeutische Herangehensweise mit dem Schwerpunkt auf die Expositionsbehandlung.

**Kontraindikation 2: Kein Einsatz in Gutachtensituationen außerhalb von Therapien**
Die Plananalyse generiert Arbeitshypothesen, die als Grundlage für eine individualisierte Therapie dienen können. In Gutachtensituationen, in denen Patienten nur einmalig von Gutachtern gesehen werden, ist die fortlaufende Überprüfung der Vereinbarkeit der erarbeiteten Planstrukturen mit der klinischen Realität nicht möglich. Damit entfällt die Möglichkeit einer prospektiven Untersuchung, die als integraler Bestandteil des plananalytischen Prozesses gilt. Die Methode ist zudem bisher nicht im Kontext von Gutachtenssituationen evaluiert.

**Beispiel**

In einem forensischen Gutachten soll die Rückfallgefährdung für kriminelle Verhaltensweisen bestimmt werden. Die Gutachterin verzichtet auf die Erstellung einer Plananalyse.

 

# 4 Was sind die wichtigsten Techniken, Komponenten und Begriffe der Plananalyse?

In diesem Kapitel lernen Sie wichtige Techniken, Komponenten und Begriffe der Plananalyse kennen, um eine Planstruktur selbst zu generieren und die Ergebnisse zu interpretieren.

Die drei wesentlichen Analyseformen der Plananalyse werden Ihnen anhand eines konkreten Falls, Herrn Rosenthal, einem Patienten mit einer chronischen Depression, vorgestellt. Die Planstruktur des Patienten, die durch das Zusammenführen der unterschiedlichen Perspektiven entsteht, finden Sie bei den Informationsblättern zur Umsetzung der Motivorientierten Beziehungsgestaltung in Kapitel 5.

## Erläuterung der Materialien dieses Kapitels

**INFO 28 Leitfragen in der Plananalyse**
Auf diesem Informationsblatt finden Sie Leitfragen, die den Prozess der Einordnung von Verhalten in der Plananalyse steuern.

**INFO 29 Analyseformen in der Plananalyse: Bottom-up-Analyse**
Bei der Bottom-up-Analyse wird die Planstruktur ausgehend von den Verhaltensbeobachtungen erstellt. Dieses Vorgehen stellt die grundlegende und wichtigste Analyseform der Plananalyse dar.

**INFO 30 Analyseformen in der Plananalyse: Top-down-Analyse**
Bei der Top-down-Analyse wird die Planstruktur von den psychologischen Bedürfnissen ausgehend erarbeitet. Mit diesem Vorgehen können fehlende Bedürfnisbefriedigung und / oder rigide Planstrukturen häufig gut erkannt werden.

**INFO 31 Analyseformen in der Plananalyse: Kristallisationskern**
Bei der Analyse anhand eines Kristallisationskernes werden besonders auffällige Pläne eines Patienten erfasst und um diese herum die Planstruktur konstruiert. Hierbei helfen prototypische Planstrukturen (Caspar, 2018). Das Risiko für Verzerrungen durch Merkmale des Therapeuten ist bei dieser Analyseform besonders hoch.

**INFO 32 Zentrale Pläne**
In diesem Informationsblatt wird die Wichtigkeit von zentralen Plänen für die Planstruktur erläutert und erklärt, wie Therapeuten diese erkennen können.

**INFO 33 Hartnäckige Muster: Warum dysfunktionale Pläne fortbestehen**
In diesem Informationsblatt wird erläutert, warum Pläne, die zu keiner guten Bedürfnisbefriedigung beitragen, trotzdem aufrechterhalten werden und verhaltensbestimmend bleiben.

**INFO 34 Pläne und Schemata**
In diesem Informationsblatt wird der Zusammenhang von Plänen und Schemata beschrieben. Die Zuordnung eines Plans zu einem Schema hilft bei der Ausarbeitung von präzisen Arbeitshypothesen zu Rigidität, Relevanz und Bedeutung von Plänen.

**INFO 35 Plankonflikt und Schemakonflikt**
In diesem Informationsblatt wird der Unterschied zwischen einem Plankonflikt und einem Schemakonflikt erklärt und anhand von konkreten Beispielen dargestellt.

**INFO 36 Konfliktschema**
Dieses Informationsblatt erläutert den Begriff *Konfliktschema* theoretisch und anhand eines Beispiels.

**INFO 37 Frames in der Plananalyse: allgemeine Frames**
Frames bieten in der Plananalyse die Möglichkeit, Informationen gezielt festzuhalten, die zwar in Verbindung mit Plänen stehen, jedoch nicht Teil des motivationalen Funktionierens sind.

**INFO 38 Frames in der Plananalyse: Biografie-Frames**
Hier wird beschrieben, wie Hintergrund-Informationen zu Plänen (z. B. die biografischen Entstehungsbedingungen) in der Plananalyse dargestellt werden können.

**INFO 39 Frames in der Plananalyse: Schema-Frames**
Dieses Informationsblatt beschreibt, wie ein Schema in der Plananalyse dargestellt werden kann.

**INFO 40 Emotionen in der Plananalyse: verbale und nonverbale Informationen**
Hier wird beschrieben, dass Emotionen aufgrund von verbaler und insbesondere nonverbaler Information differenziert werden.

**INFO 41 Emotionen in der Plananalyse: reaktive und instrumentelle Emotionen**
Auf diesem Informationsblatt finden sich Empfehlungen, wie Emotionen differenziert und ihr reaktiver oder instrumenteller Charakter bestimmt werden kann.

**INFO 42 Emotionen in der Plananalyse: reaktive Emotionen**
Dieses Informationsblatt zeigt, wie reaktive Emotionen in der Plananalyse festgehalten werden können.

**INFO 43 Emotionen in der Plananalyse: instrumentelle Emotionen**
Auf diesem Informationsblatt wird anhand von mehreren Beispielen erläutert, wie viele Emotionen einen instrumentellen Charakter haben und selber als »Plan« dienen.

**INFO 44 Emotionen in der Plananalyse: Unsere Pläne beeinflussen, was wir fühlen**
Hier wird erläutert, wie Pläne unsere Emotionen beeinflussen.

**INFO 45 Emotionen in der Plananalyse: Pläne zur Regulation von Emotionen**
Auf diesem Informationsblatt finden sich allgemeine Prinzipien und konkrete Beispiele zu Plänen, die der Emotionsregulation dienen.

**INFO 46 Emotionen in der Plananalyse: Überblick**
Auf diesem Informationsblatt wird in Anlehnung an Zusammenstellungen von Franz Caspar (2018) eine exemplarische Zusammenfassung präsentiert, wie die Emotion »Angst« in einer Planstruktur auftreten kann.

**AB 3 Selbstreflexion: Umgang mit eigenen Emotionen**
Dieses Arbeitsblatt dient der Auseinandersetzung mit eigenen Haltungen gegenüber und im Umgang mit unseren Gefühlen.

INFO 28 • E

# Leitfragen in der Plananalyse

Mit der Plananalyse untersuchen wir die Funktionalität von Verhalten. Die zentrale Frage, die wir uns stellen, ist also stets:

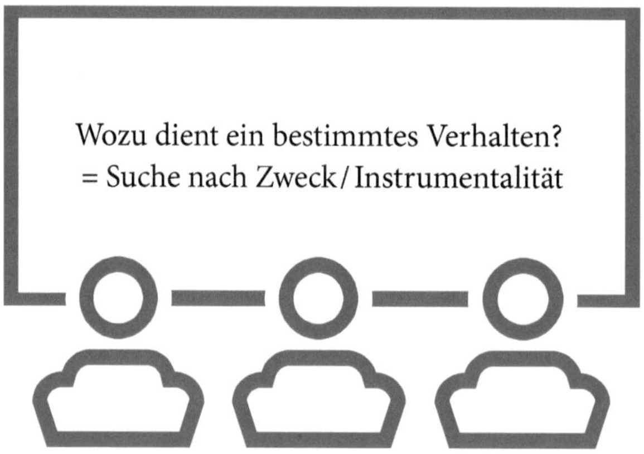


Im folgenden Kasten werden die primären Leitfragen in der entsprechenden Reihenfolge dargestellt. Diese sind unverzichtbar für die Erstellung der Planstruktur.

**Primäre Leitfragen der Plananalyse**

- ▶ Welches Verhalten beobachte ich?
- ▶ Wozu dient dieses Verhalten?
- ▶ Welchen Plan erschließe ich daraus?
- ▶ Wozu dient dieser?

Die sekundären Leitfragen dienen der Erhöhung der Qualität der Aussagen und der Erweiterung der Perspektive.

**Sekundäre Leitfragen der Plananalyse**

- ▶ Welche Gefühle und Eindrücke löst der Patient bei mir und anderen aus?
- ▶ Was will er bei mir und anderen erreichen, wozu will er mich und andere bringen, welche Verhaltenstendenzen möchte er auslösen?
- ▶ Welches Bild von sich versucht er mir und anderen zu vermitteln?
- ▶ Welches Bild von sich versucht er für sich selbst aufrechtzuerhalten?
- ▶ Welches Verhalten von mir und anderen würde gar nicht in die Situation passen? Was würde ihm schwerfallen? Was versucht er zu verhindern?

 

## INFO 29 • E

# Analyseformen in der Plananalyse: Bottom-up-Analyse

In der Regel werden Plananalysen *bottom-up* erstellt. Wir gehen von Verhaltensstrategien aus, die auf der untersten Ebene der Planstruktur beschrieben werden, und leiten aus dem Verhalten die dazu passenden Pläne ab. Verhaltensweisen, die einem ähnlichen Unterplan dienen, werden nah beieinander notiert.

**Aus der Praxis: Herr Rosenthal**
Bei Herrn Rosenthal, der an einer chronischen Depression leidet, stellt sich der bisherige Therapieverlauf als unbefriedigend heraus. Die Therapeutin entscheidet sich daher, eine Plananalyse zu erstellen (s. folgende Abb.). Dazu überlegt sie zunächst, welches Verhalten von Herrn Rosenthal ihr besonders auffällt und dysfunktional erscheint. Sie notiert Folgendes: Herr Rosenthal lenkt in der Therapiesitzung stets rasch ab, wenn sie über die Hausaufgaben von der letzten Sitzung sprechen möchte. Er lehnt berufliche Wiedereingliederungsversuche kategorisch ab und er berichtet über Alkoholkonsum in schwierigen Situationen. Aus seinen Verhaltensweisen erschließt die Therapeutin den Plan: »Vermeide, dich mit Herausforderungen zu konfrontieren«. Dieser Plan könnte dazu dienen, ein mögliches Scheitern zu verhindern. Herr Rosenthal wertet sich zudem kategorisch durch Äußerungen wie »Mir gelingt sowieso nie etwas« ab, und klagt darüber, wie schlecht es ihm gehe. Dies könnte dem Plan dienen: »Stelle sicher, dass andere keinen Anspruch an dich stellen«. Als übergeordneten Plan erschließt die Therapeutin: »Vermeide, Verantwortung zu übernehmen«. Auch dieser Plan könnte in ihren Augen dem Plan »Vermeide die Möglichkeit eines Scheiterns« dienen. Die beiden entstandenen Planstränge ordnet die Therapeutin dem Oberplan zu: »Vermeide selbstwertschädigende Erfahrungen«. Sie dienen somit dem Selbstwertschutz.

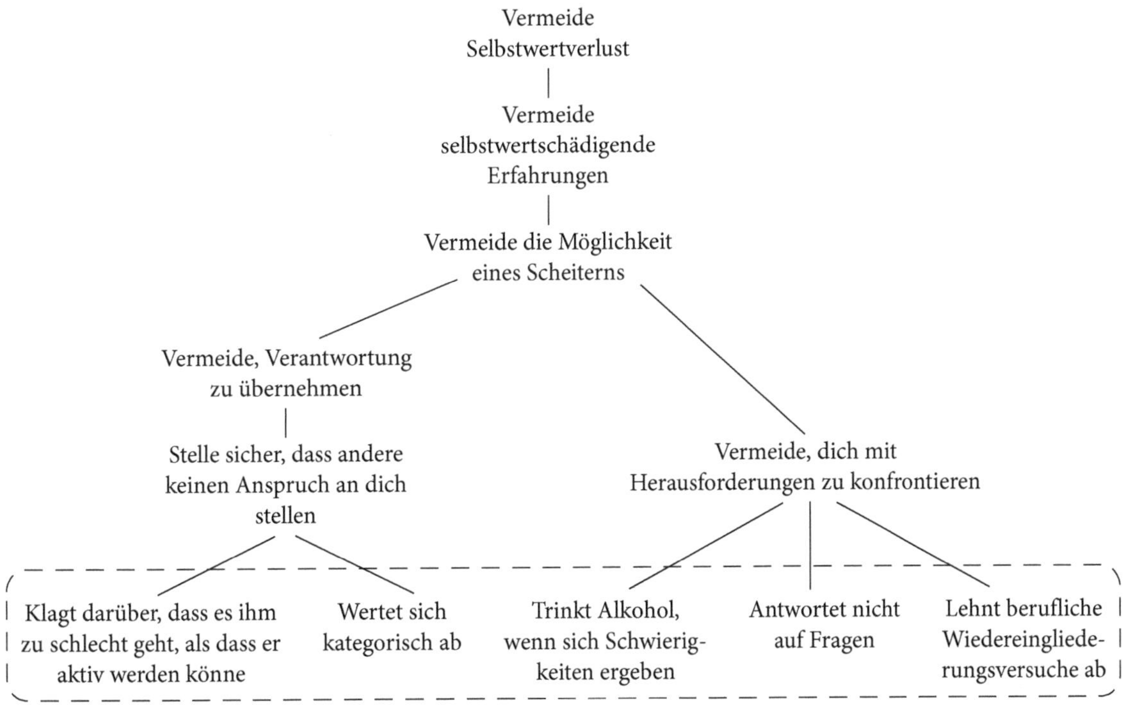


**Abbildung** Planstruktur von Herrn Rosenthal (*bottom-up*) ausgehend von den auffälligsten Verhaltensweisen

# Analyseformen in der Plananalyse: Top-down-Analyse

Neben der Bottom-up-Analyse kann eine Plananalyse ergänzend auch *top-down* erstellt werden. Bei der Top-down-Analyse wird davon ausgegangen, dass alle Menschen nach der Befriedigung von Grundbedürfnissen streben. Entsprechend können wir uns die Frage stellen, wie ein Patient ein bestimmtes Bedürfnis befriedigen könnte. Wir leiten somit aus dem Grundbedürfnis mögliche Pläne ab. Bei dieser Analyseform ist Vorsicht hinsichtlich verallgemeinernder Spekulationen geboten. Die Überlegungen zu Plänen müssen am Verhalten des Patienten überprüft werden.

Hilfreich kann die Top-down-Analyse vor allem in folgenden Fällen sein:

- **Unterrepräsentiertes Bedürfnis**: Ein Bedürfnisbereich ist in der Plananalyse kaum »abgedeckt«. Das heißt, keine oder nur wenige Verhaltensweisen können beobachtet werden, die der Befriedigung dieses Grundbedürfnisses dienen. Menschen messen Bedürfnissen eine unterschiedliche Wichtigkeit zu. Dies ist meist unproblematisch, kann jedoch auch Inkonsistenz erzeugen und Erkrankungen aufrechterhalten. Beispielsweise halten Patienten, die unter chronischer Einsamkeit leiden, das Bindungsbedürfnis häufig für weniger wichtig. Die Einsamkeitsgefühle können dennoch zu Depressionen führen und diese aufrechterhalten.
- **Vulnerables Bedürfnis:** Ausschließlich Vermeidungspläne, aber keine Annäherungspläne, decken ein Bedürfnis ab. Ein Beispiel: Ein Patient hat kaum Annäherungspläne, um sein Bedürfnis nach Orientierung und Kontrolle zu erfüllen. Statt Interesse an Informationen aus der Psychoedukation zu zeigen, die ihm helfen könnten, seine Symptome besser zu verstehen, oder Emotionsregulationsstrategien zu trainieren, die den Umgang mit Gefühlen verbessern würden, setzt er vor allem auf Vermeidungsstrategien wie »Neues vermeiden« oder »Gefühle vermeiden«, um sein Kontrollbedürfnis zu schützen. Diese Pläne halten seine Erkrankung aufrecht.
- **Überrepräsentiertes Bedürfnis**: Auch wenn zu einem Bedürfnis auffällig viel Verhalten oder zentrale Pläne führen, kann dies ein Hinweis für eine unzureichende Bedürfnisbefriedigung sein. Ein Beispiel: Eine Patientin tut alles für ihre Familie und ihre Freunde und bewertet dies als »normal«. Dadurch vernachlässigt sie ihre anderen Bedürfnisse, etwa nach Erholung, was zu Inkonsistenz der anderen Bedürfnisse führen kann.

**Aus der Praxis: Herr Rosenthal**

Bei Herrn Rosenthal, der an einer chronischen Depression leidet, stellt sich der bisherige Therapieverlauf als unbefriedigend heraus. Die Therapeutin entscheidet sich daher, eine Plananalyse zu erstellen (s. folgende Abb.). Sie nimmt die Grundbedürfnisse als Ausgangspunkt und überlegt sich, wie Herr Rosenthal diese erfüllt. Dabei achtet sie darauf, ob sein Verhalten und seine Pläne eher auf Annäherung oder Vermeidung ausgerichtet sind.

## Analyseformen in der Plananalyse: Top-down-Analyse

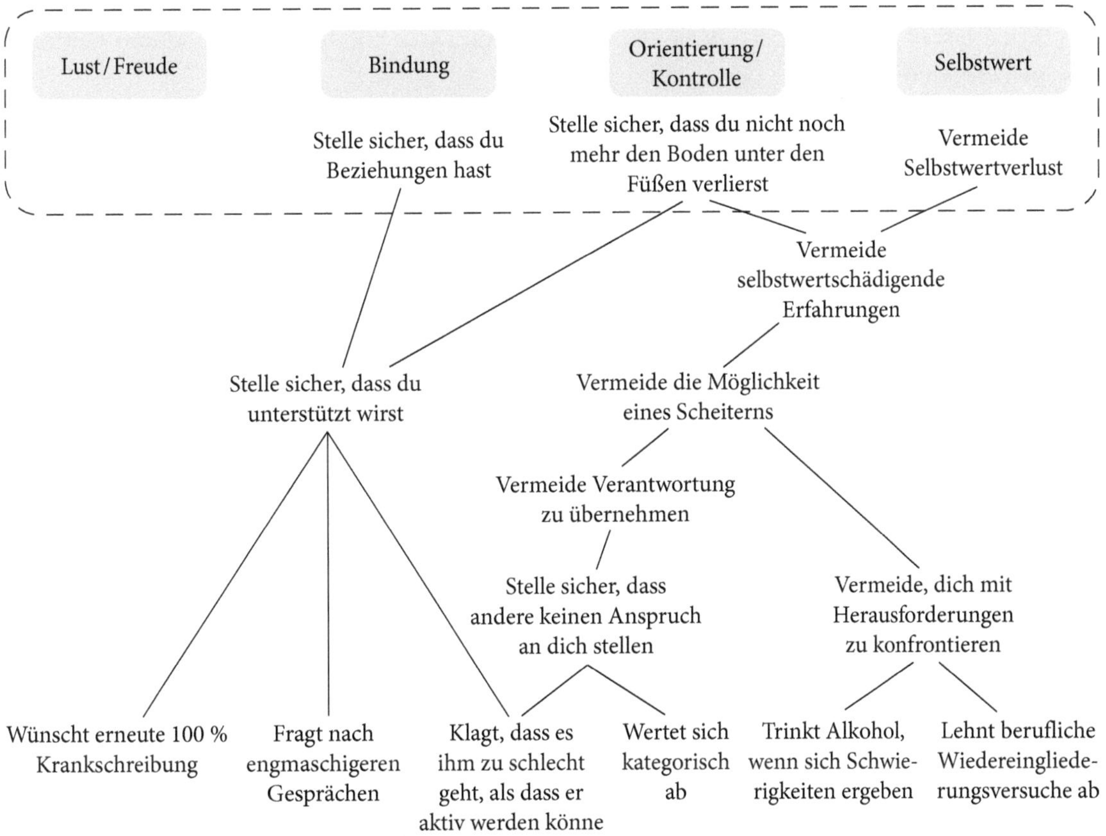


**Abbildung** Planstruktur von Herrn Rosenthal (*top-down*) mit seinen Grundbedürfnissen als Ausgangspunkte

Der Therapeutin erscheint das Selbstwertbedürfnis als besonders relevant, daher befasst sie sich damit zuerst. Sie beobachtet, dass Herr Rosenthal sich einerseits häufig abwertet, also selbstwertschädigenden Verhaltensweisen zeigt, andererseits konkrete Situationen vermeidet, in denen Aktivität von ihm gefordert ist. Ihr fallen kaum Verhaltensweisen auf, die eine Selbstwertsteigerung zur Folge haben könnten. Sie schließt daraus, dass das Verhalten und die Pläne hinsichtlich seines Selbstwertbedürfnisses stark auf Vermeidung ausgerichtet sind und dem zentralen Oberplan »Vermeide Selbstwertverlust« dienen. Das Selbstwertbedürfnis Herrn Rosenthals scheint der Therapeutin somit eher überrepräsentiert und vulnerabel.

Auch hinsichtlich des Bindungsbedürfnisses stellt die Therapeutin fest, dass Herr Rosenthal in der Therapie vorwiegend sicherndes Verhalten zeigt, mit dem zentralen Plan »Stelle sicher, dass du unterstützt wirst«. Sie überlegt aus der Top-down Perspektive, welche Möglichkeiten Herr Rosenthal darüber hinaus in seinem Leben hat, sein Bindungsbedürfnis zu erfüllen, und stellt fest, dass er die meisten sozialen Kontakte außerhalb der Therapie seit langem verloren hat. Er klagt in den Therapiesitzungen über Einsamkeit. Sie geht somit davon aus, dass beim Bindungsbedürfnis eine hohe Inkonsistenz vorliegt.

Ihr fallen zudem keine funktionalen Verhaltensstrategien auf, die der Befriedigung des Bedürfnisses Lust/Freude dienen würden. Herr Rosenthal unternimmt in seiner Freizeit kaum Aktivitäten, die seinem Vergnügen dienen. Auf Nachfragen berichtet er, seit langem keine Interessen mehr zu pflegen, scheint dem jedoch auch nicht einen großen Wert beizumessen. Lust/Freude bewertet sie somit als unterrepräsentiertes Bedürfnis.

# Analyseformen in der Plananalyse: Kristallisationskern

Bei dieser Analyseform bestimmen wir die besonders auffälligen Pläne eines Patienten (Kristallisationskern) und bauen um diese herum die Planstruktur auf. Dazu können die sekundären Leitfragen dienen, insbesondere:

- Welches Motiv fällt mir in der Interaktion besonders auf?
- Welches sind die individuellen zentralen Pläne?
- Gibt es Pläne, die nicht den Erwartungen entsprechen?

**Prototypische Planstrukturen**

Planstrukturen weisen trotz ihrer hohen Individualität Ähnlichkeiten auf, beispielsweise aufgrund der Störung des Patienten. Dies führt zu wiederkehrenden Mustern in der Planstruktur unterschiedlicher Patienten. Entsprechend haben Caspar und Mitarbeitende prototypische Planstrukturen für verschiedene Störungen herausgearbeitet (Caspar, 2018). Die prototypischen Strukturen erlauben das raschere Erkennen des Kristallisationskerns. Dieser dient als Ausgangspunkt für die weitere Analyse. In dieser weiterführenden Analyse werden Ergänzungen und Anpassungen vorgenommen, so dass das individuelle Funktionieren des Patienten abgebildet wird.

Bei der Analyse anhand des Kristallisationskerns wird davon ausgegangen, dass Therapeuten mit viel klinischer Praxis und Kenntnissen in der Plananalyse therapierelevante Schemata und Pläne schneller erschließen können, da sie aufgrund ihrer Erfahrung Repräsentationen prototypischer Planstrukturen entwickelt haben.

**Verzerrungen durch Therapeutenmerkmale**

Persönliche Schemata des Therapeuten können unter Umständen die Interpretationen des Verhaltens von Patienten und die daraus abgeleiteten Planstrukturen beeinflussen. So zeigte Stucki (2008), dass Therapeuten Motive, die ihnen wichtig sind, auch bei Patienten als wichtiger beurteilen. Dagegen beurteilen sie Motive, die sie für sich selbst als bedrohlich erleben, auch bei Patienten häufiger als wunde Punkte.

**Wichtig**

Bei dieser Analyseform gilt besondere Vorsicht hinsichtlich Verzerrungen durch Therapeuten. Pläne müssen eindeutig mit Verhalten belegt werden!

**Aus der Praxis**

Bei Herrn Rosenthal, der an einer chronischen Depression leidet, stellt sich der bisherige Therapieverlauf als unbefriedigend heraus. Die Therapeutin entscheidet sich daher, eine Plananalyse zu erstellen (s. folgende Abb.). Sie beginnt damit zu überlegen, welcher Plan besonders aufrechterhaltend für die Depression scheint. Aus prototypischen Planstrukturen für Depressionen kennt sie das Motiv »Bewirke Schonung / Verständnis« (Caspar, 2018).

Die Therapeutin hat den Eindruck, dass es Herrn Rosenthal tatsächlich besonders wichtig ist, von ihr verstanden und geschont zu werden. Sie wählt die beiden Pläne »Sorge dafür, Verständnis zu erhalten« und »Sorge dafür, geschont zu werden« als Kristallisationskern für ihre Analyse aus, und untersucht deren Verbindungen in der Planstruktur.

## Analyseformen in der Plananalyse: Kristallisationskern

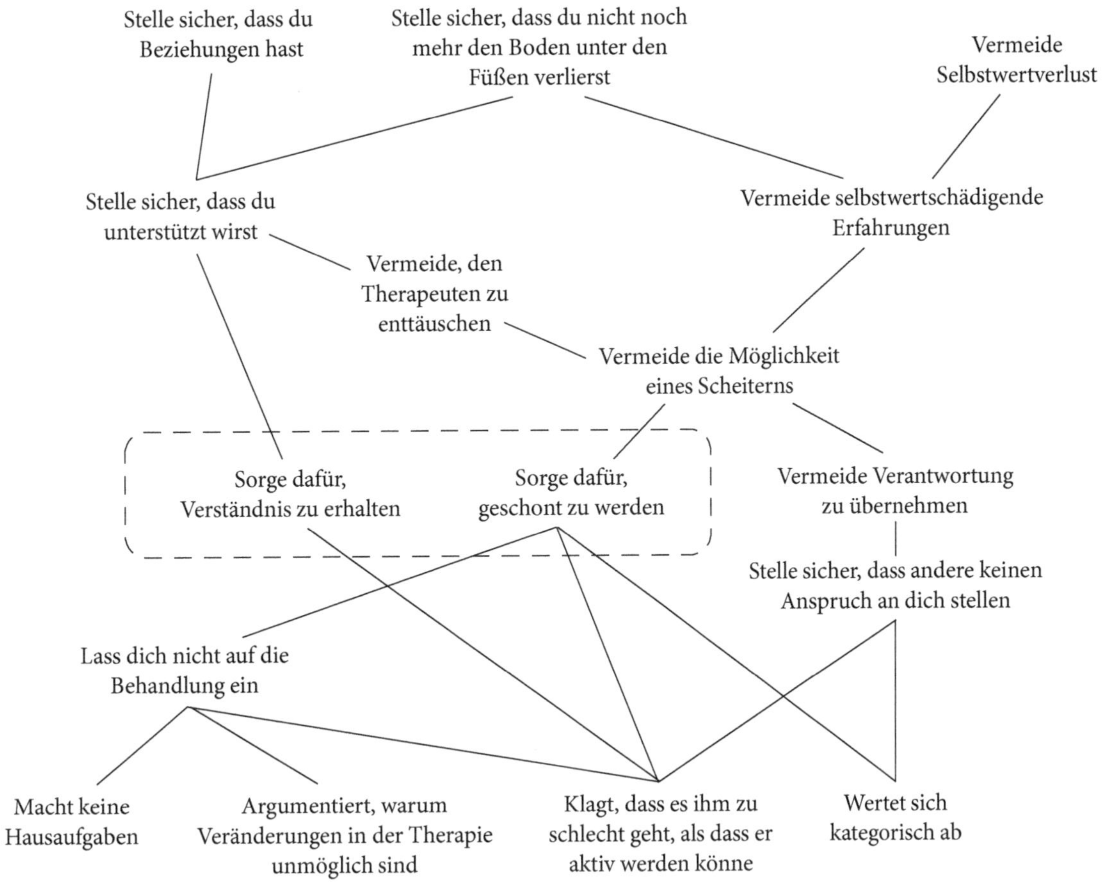


**Abbildung** Planstruktur von Herrn Rosenthal mit Kristallisationskern: Welche Pläne sind zentral für die Aufrechterhaltung der Depression?

Zunächst überprüft sie ihren Eindruck auf der Verhaltensebene. Sie stellt fest, dass Herr Rosenthal sich in der Therapie oft sehr leidend zeigt. Er spricht häufig und wortreich über seine Beschwerden, macht kurze Pausen, um ihre Reaktion abzuwarten, und spricht dann weiter. Sie beobachtet, dass Herr Rosenthal sich kategorisch abwertet, keine Hausaufgaben macht und immer wieder argumentiert, warum Veränderungen in der Therapie unmöglich seien. Die Therapeutin geht davon aus, dass diese Verhaltensweisen den Plänen »Sorge dafür, geschont zu werden« und »Sorge dafür, Verständnis zu erhalten« dienen. Die vermuteten Pläne des Kristallisationskernes konnten somit durch ausreichend Verhaltensweisen des Patienten bestätigt werden.

Anschließend untersucht sie die Bedeutungen der beiden Pläne für das motivationale Funktionieren Herrn Rosenthals. Die Funktion des Planes »Sorge dafür, geschont zu werden« sieht sie darin, ein mögliches Scheitern und damit selbstwertschädigende Erfahrungen zu verhindern. Der Plan »Vermeide die Möglichkeit eines Scheiterns« könnte zusätzlich dazu dienen, die Therapeutin nicht zu enttäuschen, um so nicht Gefahr zu laufen, seine Unterstützung zu verlieren. Der Plan »Sorge dafür, Verständnis zu erhalten« könnte ebenfalls dazu dienen, ausreichend Unterstützung zu erhalten und hiermit zu vermeiden, den Boden unter den Füßen noch mehr zu verlieren. Zudem könnten beide Pläne dazu dienen, die Beziehung zur Therapeutin abzusichern, die für Herrn Rosenthal aufgrund des Verlustes an anderen sozialen Kontakten eine wichtige Bezugsperson darstellt.

INFO 32 • E

## Zentrale Pläne

Zentrale Pläne zeichnen sich in der Planstruktur dadurch aus, dass

- viele Unterpläne in sie münden,
- sie viele Oberpläne oder Bedürfnisse bedienen oder blockieren und
- nur wenig Alternativpläne zur Verfügung stehen. Alternativpläne sind Pläne, die einem ähnlichen Ziel dienen, wenn der entsprechende Plan blockiert ist.

**Beispiel**

Frau Meier sucht die Therapie aufgrund einer Erschöpfungsdepression auf. Sie widmet sich als alleinerziehende Mutter engagiert der Fürsorge ihrer beiden Kinder. Gleichzeitig arbeitet sie als Unternehmensberaterin viel. Durch die emotionale und organisatorische Belastung ist sie so stark beansprucht, dass sie viel Regenerationszeit benötigen würde. Sie verspürt Schuldgefühle, wenn sie ihre Kinder in der Obhut ihrer Mutter lässt, da sie die Erwartung als Mutter an sich hat, so viel wie möglich für ihre Kinder da zu sein. Sie möchte ihre eigene Mutter auch nicht überfordern. Nachdem Frau Meier längere Zeit über ihre Belastungsgrenze hinaus funktioniert hat, gerät sie schließlich in einen Erschöpfungszustand und entwickelt depressive Symptome.

In der Planstruktur von Frau Meier beurteilt der Therapeut »Vermeide Schuldgefühle« als zentralen Plan (s. folgende Abb.). Frau Meier richtet ihr Verhalten stark danach aus, diesen wichtigen Plan zu bedienen. Dies zeigt sich sowohl in ihrem privaten wie beruflichen Engagement. Der Plan blockiert allerdings das Bedürfnis nach Erholung (vorrangig) und gleichzeitig wahrscheinlich auch das Bedürfnis nach Autonomie, da Frau Meier neben ihrer Arbeitstätigkeit und Fürsorge für ihre Kinder kaum mehr Zeit mehr für ihre eigenen Interessen und Bedürfnisse hat. Zudem verhindert er, dass Frau Meier ihre eigene Mutter als Entlastung einsetzt, um Zeit für ihre benötigte Regeneration zu gewinnen.

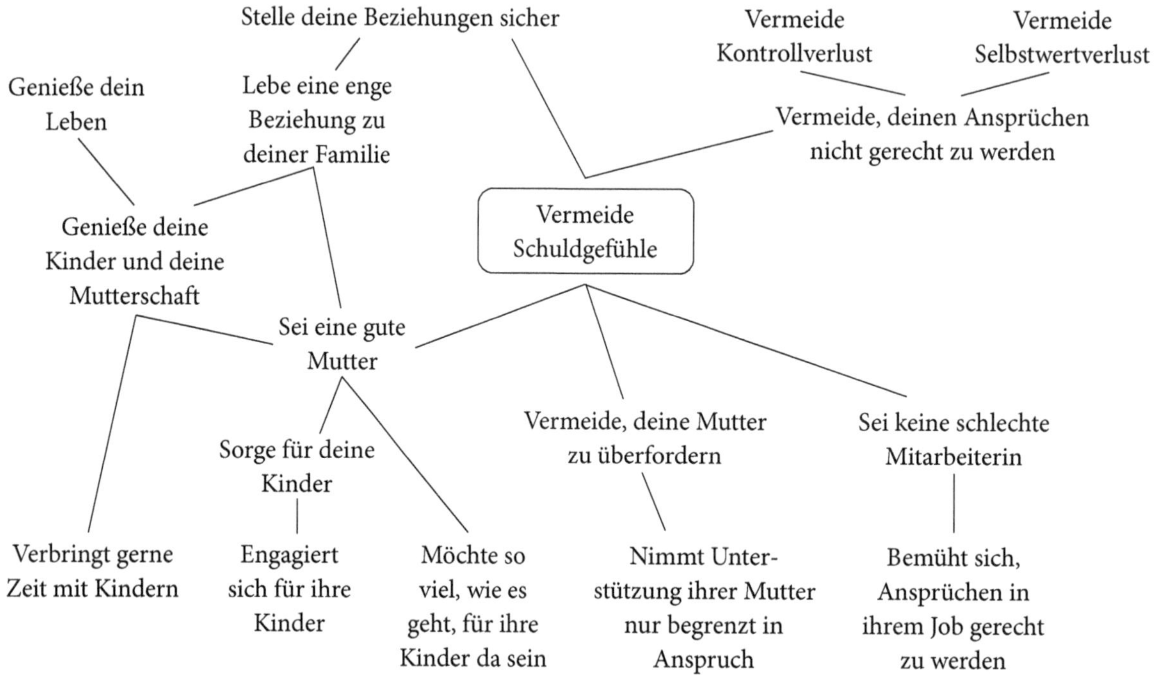


**Abbildung** Planstruktur von Frau Meier mit dem zentralen Plan »Vermeide Schuldgefühle«

INFO 33 • V

# Hartnäckige Muster: Warum dysfunktionale Pläne fortbestehen

**Warum bleiben dysfunktionale Pläne aktiviert?**

Wenn Menschen dysfunktionale Strategien anwenden, sind sie nicht oder nur unter hohen Kosten in der Lage, ihre Bedürfnisse ausreichend zu befriedigen. Stehen keine funktionaleren Alternativpläne zur Verfügung, können die Bedürfnisse auch nicht auf andere Weise befriedigt werden. In diesem Fall bleibt die Bedürfnisspannung bestehen und die dysfunktionalen Pläne sind weiterhin aktiviert. Das bedeutet, dass Strategien trotz Wirkungslosigkeit und Nebenwirkungen aufrechterhalten und immer wieder neu eingesetzt werden.

**Rigide Planstrukturen**

In der Plananalyse bezeichnet man eine Planstruktur als »rigide« oder »wenig differenziert«, wenn die Bedürfnisbefriedigung von wenigen Plänen abhängt. Wenn zum Erreichen eines Bedürfnisses nur wenige Plane vorhanden sind, kann dies zu Schwierigkeiten führen. Verfügt eine Person hingegen über mehrere Pläne, erhöht sich die Wahrscheinlichkeit, dass sie ihre motivationalen Ziele erreicht und somit ihre Bedürfnisse erfolgreich befriedigen kann.

**Beispiel**

Ein Patient strebt folgendes motivationales Ziel an: »Finde eine Partnerin«. Verfügt er nur über den einen Plan »Zeige, dass du ein toller Kerl bist« wird die Wahrscheinlichkeit, erfolgreich eine Partnerin zu finden, eher gering sein. So könnte der Plan, Frauen zu beeindrucken und stets toll sein zu müssen, ihn unter Druck setzen oder ihn zu Verhaltensweisen verleiten, die gerade das Gegenteil bewirken könnten, etwa prahlerisch und arrogant aufzutreten. Ohne weitere alternative Pläne wie »Sei freundlich und offen« oder »Zeige dich authentisch gegenüber potenziellen Partnerinnen« ist das Ziel nur bedingt erreichbar.

**Merke**

Verfügen Patienten nur über wenige und rigide Pläne zur Erreichung ihrer Bedürfnisse, ist die Wahrscheinlichkeit einer erfolgreichen Bedürfnisbefriedigung eingeschränkt. Ist ein Plan blockiert oder dysfunktional, stehen keine Alternativpläne zur Verfügung. Wegen der fortbestehenden Bedürfnisspannung wird das Erleben und Verhalten trotzdem von den wenigen bestehenden Plänen geprägt, unabhängig davon, wie dysfunktional diese sind.

INFO 34 • V

## Pläne und Schemata

Pläne können Teile komplexerer Schemata sein und Strategien zu deren Regulation beinhalten.

Schemata werden durch wiederholte Erfahrungen und Interaktionen im Laufe des Lebens tief in den psychischen Strukturen eines Individuums verankert. Diese wiederholten, oft über Jahre hinweg erlebten Erfahrungen prägen die Entwicklung der Schemata und machen sie zu stabilen, aber auch schwer veränderbaren Mustern. Die Verankerung sorgt dafür, dass Schemata automatisch und oft unbewusst aktiviert werden, insbesondere in Situationen, die als relevant für die Bedürfnisbefriedigung oder -bedrohung wahrgenommen werden. Schemata sind häufig rigide, was deren Veränderung erschwert und die therapeutische Bearbeitung aufwändig macht. Sie können für den therapeutischen Fortschritt jedoch äußerst wichtig sein, wenn ihre Dysfunktionalität im aktuellen Lebenskontext erheblich zur psychischen Inkonsistenz beiträgt.

**Wichtig**

Schemata besitzen verschiedene Komponenten:

- Annahmen über sich selbst (Ich bin jemand, der / die ...)
- Annahmen über die anderen (Die anderen sind ...)
- Annahmen über das Leben / die Welt (Das Leben / Die Welt ist ...)
- Annahmen über Beziehungen (Beziehungen sind ...)
- Annahmen über Kausalität (Wenn ... passiert, dann folgt ...)

Entsprechend der Annahmen zeigt das Individuum bei Aktivierung eines Schemas automatisierte Reaktionsmuster, unter anderem eine

- Aktivierung von bestimmten Annäherungsplänen (Aus dem Grund will ich erreichen, dass ...)
- Aktivierung von bestimmten Vermeidungsplänen (Aus dem Grund muss ich vermeiden, dass ...)
- Wahrnehmungslenkung auf schemakonsistente Informationen, was wiederum schemaaufrechterhaltend wirkt.

**Merke**

Bei Aktivierung rufen Schemata typische Wahrnehmungen, Gedanken, Gefühle, Körperempfindungen und Verhaltensimpulse hervor. Pläne können Teil eines Schemas sein oder zu dessen Regulation dienen.

Verschiedene Psychotherapiemethoden zielen darauf ab, dysfunktionale Pläne und Schemata zu identifizieren und zu bearbeiten, die nicht zur angemessenen Bedürfnisbefriedigung beitragen. Zu diesen Ansätzen gehören unter anderem die Klärungsorientierte Psychotherapie und die Schematherapie.

# Plankonflikt und Schemakonflikt

**Der Plankonflikt**
Pläne können miteinander in Konflikt stehen. Bei einem Plankonflikt handelt es sich um zwei miteinander konkurrierende Pläne, die nicht gleichzeitig verwirklicht werden können, auch wenn sie für sich genommen unproblematisch sein können. Als Beispiel seien die vielen Mütter und Väter genannt, die Mühe haben, die Pläne »Realisiere Dich beruflich« und »Sei für deine Kinder da« kollisionsfrei und harmonisch zum gleichen Lebenszeitpunkt zu realisieren.

**Der Schemakonflikt**
Auch Schemata können miteinander in Konflikt stehen. So können in einer Lebenssituation zwei prinzipiell voneinander unabhängige Schemata gleichzeitig aktiviert werden, die unterschiedlichen Bedürfnissen dienen. Die darin enthaltenen Pläne können unterschiedliche Verhaltensweisen hervorrufen, die im Widerspruch zueinanderstehen. Die Identifikation von Schemakonflikten kann für die Therapie zentral sein.

**Aus der Praxis: Frau Winter**
Frau Winter wurde vom Hausarzt mit der Diagnose einer Erschöpfungsdepression zugewiesen. Es handelt sich dabei um die erste psychiatrische Erkrankung. Frau Winter ist Hausfrau und war jahrelang glücklich mit ihrem Mann verheiratet, einem erfolgreichen Geschäftsmann.

Ihre alleinerziehende Mutter war mit der damals zehnjährigen Patientin in die Schweiz ausgewandert. Frau Winter erinnert sich an ihre Mutter als häufig abwesend, da sie hart arbeitete, um den Lebensunterhalt von sich selbst und der Patientin zu finanzieren. Frau Winter wurde von ihrer Mutter sehr streng erzogen. Zudem verlangte ihre Mutter, dass sie sich ihr und später ihrem Ehemann unterzuordnen habe.

**Frau Winters Schemata**
Die Therapeutin identifiziert die folgenden Schemata, die durch die Lebensumstände in der Kindheit geprägt sind und über lange Zeit unproblematisch für Frau Winter waren.

- **Schema 1: »Unterordnung«**
  - Zentraler Plan: »Ordne dich den Entscheidungen deines Mannes unter«
  - Biografie: Mutter streng, entscheidet für Patientin
  - Situative Aktivierung: bei zu treffenden Entscheidungen
  - Gedanken: Ich bin mit dir einverstanden, entscheide du.
  - Gefühle: kindlich-bewundernd-heiter
  - Körperwahrnehmung: unbeschwert, leicht
  - Verhaltensimpulse: ihren Mann bestärken und ihn entscheiden lassen
- **Schema 2: »Perfektionismus«**
  - Zentraler Plan: Sorge für den perfekten Haushalt
  - Biografie: Mutter sehr leistungsorientiert, nur mit »perfektem« Verhalten zufrieden
  - Situative Aktivierung: wenn das Haus nicht den eigenen Vorstellungen entspricht
  - Gedanken: Es muss ordentlich und sauber sein
  - Gefühle: gestresst
  - Körperwahrnehmung: angespannt
  - Verhaltensimpulse: sich anstrengen

## Plankonflikt und Schemakonflikt

Die Patientin möchte gegenüber der Therapeutin zunächst wenig über aktuelle Schwierigkeiten preisgeben, sondern wünscht vor allem Medikamente, in der Hoffnung, dass es ihr endlich wieder besser gehe und sie wieder funktionieren könne. Nach einer Phase des Vertrauensaufbaues erfährt die Therapeutin Folgendes: Vor zwei Jahren erkrankte der Ehemann an einer Bipolaren Störung. In der letzten manischen Phase schaffte ihr Mann gegen den schwachen Widerstand von Frau Winter einen Bernhardinerhund an. Frau Winter ist seitdem zuständig für die Pflege und Versorgung des Tieres. Sie ist überfordert damit, das Haus mit dem Hund so sauber zu halten, wie es ihren Vorstellungen entspricht. Der Gedanke, sich ihrem Mann zu widersetzen und den Hund gegen den Willen ihres Ehemannes vielleicht sogar wieder abzugeben, löst bei ihr aber große Anspannung aus.

Die Therapeutin vermutet, dass Frau Winter durch den Aufwand, den der Hund für sie verursacht, nicht mehr in der Lage ist, den in ihren Augen perfekten Haushalt sicherzustellen. Sie verausgabt sich durch die Erfüllung des Schemas »Perfektionismus«. Das Schema »Unterordnung« blockiert jedoch die Möglichkeit, sich der Entscheidung ihres Mannes zu widersetzen und den Hund abzugeben. Die Therapeutin entscheidet sich aufgrund der Angaben und der schlechten Verfassung der Patientin dazu, die Therapie im systemischen Setting durchzuführen. Die Patientin stimmt dem Vorschlag nach anfänglichem Zögern zu und ihr Ehemann wird in die Klinik zu Gesprächen eingeladen. Herr Winter ist aktuell medikamentös gut eingestellt und seine Bipolare Störung voll remittiert. Er zeigt sich anfänglich wenig zugänglich für die Überforderung der Patientin mit dem Hund. Zugewandt kann die Therapeutin ihm schließlich die Konsequenzen für seine Ehefrau verdeutlichen, da diese zunächst nicht in der Lage ist, ihre Bedürfnisse selbst zu kommunizieren. Nachdem er die Not der Ehefrau jedoch verstanden hat, sucht er bereitwillig nach Lösungen, was Frau Winter sehr entlastet.

 

## Konfliktschema

Ein Konfliktschema hat zwei Komponenten: eine Annäherungs- und eine Vermeidungskomponente. Die dazugehörigen Annäherung- und Vermeidungspläne stehen in Konflikt zueinander. Sobald der Annäherungsplan aktiviert wird, wird auch der Vermeidungsplan ausgelöst. Dadurch kann das zugrunde liegende Bedürfnis nicht ausreichend befriedigt werden. Da das Bedürfnis unerfüllt bleibt, sucht die Person immer wieder Situationen auf, in denen es gestillt werden könnte – doch das Konfliktschema wird erneut aktiviert und verhindert dies. Konfliktschemata sind häufig mit unspezifischen negativen Wahrnehmungen wie Stress oder Unwohlsein verbunden.

**Aus der Praxis: Frau Nasrani**

Frau Nasrani wünscht sich sehnlichst einen Partner, auf den sie sich verlassen kann und der für sie da ist. In den letzten fünf Jahren lernte sie nacheinander drei Männer kennen, bei denen sie zunächst den Eindruck hatte, dieses Mal »den Richtigen« gefunden zu haben. Bei allen dreien fühlte sie sich in der Phase des näheren Kennenlernens jedoch zunehmend unwohl. Sie nahm dann wieder Abstand, da sie ihre negativen Gefühle so interpretierte, dass es sich um Warnsignale handelte, dass mit den Männern »irgendetwas nicht stimmte«. Nach dem letzten gescheiterten Versuch, eine Beziehung einzugehen, fragt sie sich, ob das Problem vielleicht nicht bei den Männern, sondern bei ihr selbst liege. In der Therapie erkennt sie mit ihrer Therapeutin das Muster, dass sie immer wieder neue Anläufe nimmt, um nahe Beziehungen herzustellen. Wenn Nähe dann entsteht, erlebt sie jedoch unmittelbar Angstgefühle, was sie dazu bringt, sich wieder zurückzuziehen. Als mögliche Erklärung für dieses Muster vermutet die Therapeutin wiederholte emotionale Verletzungen in Situationen von Nähe in der Kindheit. Die Anamneseergebung ergibt, dass die psychisch kranke Mutter Frau Nasranis unter starken Stimmungsschwankungen litt. Momente von Nähe waren häufig unberechenbar. Wenn die Mutter in schlechter Verfassung war, suchte sie vermehrt die körperliche Nähe zu ihrer Tochter, nahm sie in den Arm. Die Tochter konnte es ihrer Mutter in derartigen Momenten jedoch nie recht machen, und sie erhielt Vorwürfe, wurde beschimpft oder gar angeschrien.

Die Therapeutin erarbeitet mit der Patientin das Erklärungsmodell, dass sie sich aufgrund der Verletzungen im kindlichen Bindungskontext als Erwachsene vor erneuten negativen Erfahrungen zu schützen versucht, indem sie Menschen auf Distanz hält. Auch im Zusammenhang mit ihrem Partnerwunsch könnte das das Bedürfnis nach Selbstschutz aktiviert werden, sobald eine gewisse Nähe entsteht.

**Frau Nasranis Konfliktschema**

- Konfliktschema: »Suche emotionale Nähe, aber schütze dich«
- Situative Aktivierung: Patientin erlebt die Möglichkeit von emotionaler Nähe
- Annäherungskomponente: Stelle emotionale Nähe her
- Vermeidungskomponente: Vermeide Verletzungen
- Gedanken: Das ist genau das, was ich suche / Das ist gefährlich
- Gefühle: Sehnsucht / Angst
- Körperwahrnehmung: angespannt
- Verhaltensimpulse: Nähe suchen / Flucht

 

## Frames in der Plananalyse: allgemeine Frames

Frames sind eingerahmte Textfelder, die nicht durch Linien mit der Planstruktur verbunden werden (s. folgende Abb.). Sie bieten die Möglichkeit, relevante Informationen zum Verständnis eines Planes zu erfassen, die nicht bereits im motivationalen Aspekt enthalten sind. Die Nutzung von Frames bietet sich vor allem dann an, wenn Pläne besondere Bedeutung haben, die erst im Kontext gut ersichtlich und ohne Zusatzinformationen nicht sofort erschließbar ist.

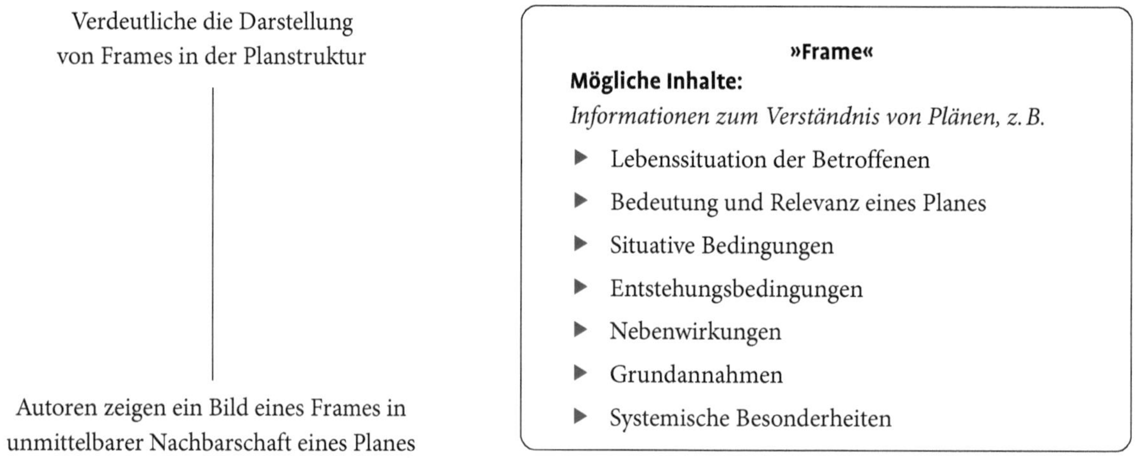


**Abbildung** Frame in der Planstruktur

**Veranschaulichungen möglicher Inhalte von Frames**

**Lebenssituation.** Die Lebenssituation hat einen entscheidenden Einfluss darauf, wie die Funktionalität von Plänen einzuordnen ist.

**Beispiel**

Bei einer 17-jährigen Patientin, die auf ihre schwer depressive Mutter achten muss und stets in Sorge ist, dass sich diese das Leben nimmt, bewerten wir die Funktionalität des Planes »Sei immer für deine Mutter da« anders als bei einem 40-jährigen Patienten, der jede freie Minute für seine Mutter zur Verfügung steht.

**Bedeutung und Relevanz eines Planes.** Der Plan »Sei eine gute Mutter« kann in unterschiedlichem Kontext ganz andere Bedeutungen und einen anderen Stellenwert haben. Zum Beispiel, wenn

- eine Mutter als Erzieherin arbeitet und den Eindruck hat, ein Modell für andere sein zu müssen.
- eine Mutter den Eindruck hat, eigentlich charakterlich völlig unbegabt für die Mutterrolle zu sein.
- eine Mutter die Vorstellung hat, das Kind vor allen Widrigkeiten beschützen zu müssen.

**Situative Bedingungen.** Mit der Beschreibung der Auslöser, die zur Aktivierung eines Plans führen, können die situativen Bedingungen von Plänen erfasst werden.

**Entstehungsbedingungen.** Das Festhalten der Entstehungsbedingungen von Plänen in Frames kann hilfreich sein, um Situationen vorwegzunehmen, in denen die Pläne spezifisch aktiviert werden könnten. Das Wissen über die auslösenden Bedingungen von Plänen kann deren Einflussbereich eingrenzen.

## Frames in der Plananalyse: allgemeine Frames

Beispielsweise kann es hilfreich sein, in einem Frame festzuhalten, dass der Plan »Vermeide Prüfungssituationen« sich erstmalig im Kontext der als besonders schwierig geltenden Biochemieprüfung und unmittelbar nach der Trennung vom Partner zeigte, während zuvor keinerlei Prüfungsangst feststellbar war.

**Nebenwirkungen.** Pläne können Nebenwirkungen haben. Diese können in Frames festgehalten werden, um deren Relevanz für die Therapie hervorzuheben.

**Beispiel**

Frame »Nebenwirkungen: Mitmenschen ziehen sich zurück, Einsamkeit« als Nebenwirkung des Plans »Setze dich durch«.

**Grundannahmen.** Hinter Plänen stehende Grundannahmen können eine wichtige Rolle in der Planstruktur spielen. Diese für das Verständnis der Pläne zentralen Grundannahmen können in Frames festgehalten werden.

**Beispiel**

Die aufgrund von sozialem Ausschluss und Mobbingerfahrungen entwickelten Grundannahmen einer Patientin mit Autismus-Spektrum-Störung »Ich bin anders« oder »Die anderen verstehen mich sowieso nicht« beeinflussen ihr Erleben wesentlich. Sie entwickelt den kompensatorischen Plan »Zeige, dass du besonders bist«, der ihren Selbstwert schützt.

**Systemische Besonderheiten.** Die Bedeutung von Plänen kann unter Umständen nur in ihrem systemischen Kontext eingeschätzt werden. Pläne beeinflussen systemische Dynamiken – und diese wiederum haben einen Einfluss auf Pläne. Die relevanten systemischen Gegebenheiten der Patienten können in Frames festgehalten werden.

**Beispiel**

**Beispiel 1.** Der Plan »Zeige, dass du beschützt werden musst« ist in der Paarbeziehung von Herrn Nuur, einem Patienten, der unter einer Agoraphobie leidet, weitgehend unproblematisch, da sein zugewandter und fürsorglicher Partner gerne eine Beschützer- oder Versorgerrolle übernimmt. Aktuell wirkt das Paar sehr harmonisch, und die Rollenteilung in »bedürftiger« und »starker« Partner scheint für beide passend. Die Therapeutin geht jedoch davon aus, dass dieser Plan und die entsprechende Beziehungsdynamik die Agoraphobie aufrechterhält, da er die Selbstwirksamkeitserwartung von Herrn Nuur reduzieren könnte. Längerfristig könnte das unterwürfige Verhalten zudem dazu führen, dass Herr Nuur sich nicht aktiv für andere Bedürfnisse in der Beziehung einzusetzen wagt oder der Partner sich in der Rolle des Beschützers und Versorgers zunehmend selbst nicht ausreichend wahrgenommen fühlt.

**Beispiel 2.** Der Plan »Suche dir Unterstützung« kann in einer leistungs- und autonomieorientierten Familie als Schwäche gewertet werden, während derselbe Plan in einer mehr fürsorglichen Familie positiv konnotiert wird.

INFO 38 • Ⓥ

# Frames in der Plananalyse: Biografie-Frames

**Der Sinn von Biografie-Frames für die Plananalyse**
Der biografische oder lerngeschichtliche Hintergrund eines Planes kann dessen Entwicklungsbedingungen verdeutlichen. Durch die Beschreibung des Entwicklungskontextes werden Pläne häufig besser nachvollziehbar. Der Biografie-Frame dient damit der Verständlichkeit der Planstruktur.

**Der Sinn von Biografie-Frames für die Therapie**
Pläne sind in einem bestimmten Lebenskontext entstanden, in dem sie sich als sinnvoll erwiesen haben. Nach Veränderungen im Lebenskontext können vormals funktionale Pläne dysfunktional geworden sein. Wenn Patienten die Entstehungsbedingungen eines Planes verstehen, können sie besser nachvollziehen, weshalb sie heute manchmal Verhalten zeigen, das ungünstige Konsequenzen hat. Dies kann ihnen helfen, mehr innere Distanz zu einem Plan zu gewinnen und in der Therapie im aktuelleren Lebenskontext funktionalere Pläne zu entwickeln.

**Aus der Praxis: Herr Niemeyer**
Herr Niemeyer sucht die Therapie auf, da sein Arbeitgeber das Weiterführen des Arbeitsverhältnisses an die Bedingung geknüpft hat, dass Herr Niemeyer eine Psychotherapie in Anspruch nimmt. Herr Niemeyer zeigt in der ersten Sitzung einerseits Verständnis für seinen Arbeitgeber, da er sich gegenüber seinem Chef mehrfach aggressiv verhalten und wohl auch »über die Stränge« geschlagen habe. Andererseits besteht er auf sein Recht, sich in Situationen zu wehren, in denen er sich persönlich angegriffen fühlt.

Der Therapeut stellt den Plan »Wehre dich« in den biografischen Kontext des Patienten, dessen Vater sich über ihn lustig zu machen pflegte, bis der Patient sich schließlich so heftig gegen die Abwertungen wehrte, dass der Vater damit aufhörte (s. Abb. u.).

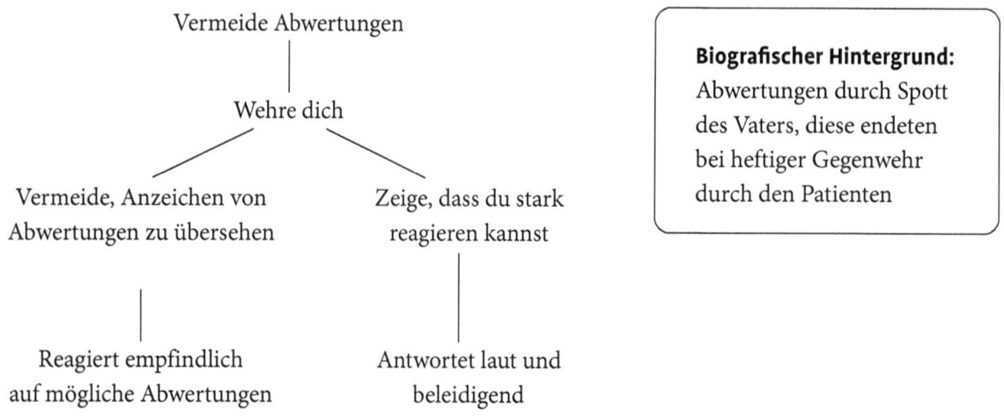


**Abbildung** Biografie-Frame bei Herrn Niemeyer

Herr Niemeyer kann nachvollziehen, dass die Erniedrigung durch den Spott seines Vaters dazu geführt hat, dass er heute in ähnlichen Situationen überempfindlich reagiert und sich in unangemessener Weise wehrt. Nachdem ihm dieser Zusammenhang bewusst wurde, möchte er in der Therapie lernen, einen neuen Umgang mit möglicher Bloßstellung zu finden.

## Frames in der Plananalyse: Schema-Frames

In der Plananalyse können Schemata in Form von Frames erfasst werden. Die Schema-Frames sollen in der Nähe der jeweiligen Pläne abgebildet werden. Schema-Frames können neben den bereits beschriebenen Aspekten der Entstehungsbedingungen, den Grundannahmen und den situativen Bedingungen folgende Punkte beinhalten:

- **Schemabezeichnung:** Der Name drückt in der Regel die Zielkomponente des Schemas aus.
- **Gedanken:** Es werden die Gedanken beschrieben, die bei Schemaaktivierung vorhanden sind. Insbesondere bei Vermeidungsverhalten können die Gedanken, die Patienten während der Schemaaktivierung bei sich wahrnehmen, die einzigen Indizien sein, die auf das dahinterliegende Schema schließen lassen.
- **Gefühle:** Es werden die Gefühle beschrieben, die bei Schemaaktivierung auftreten. Die mit der Schemaaktivierung assoziierten Gefühle können für Patienten den Hauptleidensdruck ausmachen. Da es sich hierbei um »alte Bekannte« handelt, sind diese nicht selten unspezifisch (gestresst) oder überlagert durch sekundäre Gefühle (verzweifelt, hoffnungslos) (Greenberg et al, 2003).
- **Körperwahrnehmung:** Die Aktivierung des Schemas kann sich durch spezifische Körperwahrnehmungen äußern. Der körperliche Ausdruck kann zudem ein Schema aufrechterhalten, indem Patienten durch diesen zu einem Verhalten »gezwungen« werden (z. B. Körperwahrnehmung: »niedergepresst, geduckt« bei Schema »Ordne dich unter«).
- **Verhaltensimpulse:** Es werden die Verhaltensimpulse beschrieben, die bei Schemaaktivierung ausgelöst werden. Diese können dem in der Planstruktur beschriebenen Verhalten entsprechen, und brauchen dann im Schema-Frame nicht extra festgehalten zu werden. Manchmal ist der primäre Verhaltensimpuls jedoch ein anderer als der, der schließlich im Verhalten gezeigt wird. So kann das gezeigte Verhalten der Regulation des im Schema gespeicherten Impulses dienen, wenn dieser als nicht mit dem Selbstbild vereinbar empfunden wird (z. B. der Plan »Verlasse die Situation« bei dem Verhaltensimpuls »Verteidige dich« und der entstehenden Diskordanz zu dem Selbstbild »Ich bin ein friedfertiger Mensch«).

**Aus der Praxis: Frau Lang**

Frau Lang betont in der Therapie immer wieder, wie viel sie leistet, beklagt sich aber gleichzeitig über den Stress, den dies bei ihr auslöst. Der Therapeut erschließt den Plan »Zeige, was du kannst« als Teil des folgenden Schemas:

**Frau Langs Schema**

- **Schema:** »Imponieren wollen«
- Zentraler Plan: »Zeige, was du kannst«
- Biografie: Mutter abwertend, vergleicht die Patientin in ihrer Kindheit häufig mit anderen Kindern
- Situative Aktivierung: in als unsicher empfundenen Beziehungen
- Annahmen über Beziehungen: Nur wenn ich besser bin als die anderen, bin ich sicher.
- Gedanken: Ich muss mich beweisen
- Gefühle / Körperwahrnehmung: gestresst, angespannt

INFO 40 • V

# Emotionen in der Plananalyse: verbale und nonverbale Informationen

Emotionen spielen als die wichtigsten Informationsträger und Motoren unseres motivationalen Systems eine zentrale Rolle im menschlichen Funktionieren. Daher müssen Therapeuten Emotionen sehr genau lesen und einordnen können. Da die nicht-bewussten Anteile des motivationalen Funktionierens bei der Plananalyse zentral sind, hängt die Qualität der Planstruktur maßgeblich von dieser Fähigkeit ab. Wir nutzen verbale und nonverbale Informationen, um Emotionen zu erkennen. Insbesondere wenn verbale und nonverbale Informationen nicht übereinstimmen, spielt die nonverbale Information eine zentrale Rolle und wird von uns stärker gewichtet. Wenn uns ein Patient mitteilt, es gehe ihm gut, er aber gleichzeitig trotz Bemühungen, nicht zu weinen, feuchte Augen bekommt, »glauben« wir den Tränen und weniger dem Inhalt des Gesagten.

### Beschreibungen von beobachtetem emotionalem Ausdruck

Wir können Emotionen auf der Verhaltensebene der Plananalyse durch wörtliche Rede mit Anführungszeichen oder durch Beschreibungen der Beobachtungen darstellen.

Verbale Informationen:

- Der Patient benennt von sich aus seine Gefühle (berichtet über Angst).
- Der Patient macht Äußerungen, die einem bestimmten Gefühl zuzuordnen sind (»Am liebsten würde ich dem Dreckskerl einen Tritt in den Allerwertesten geben«).
- Der Patient beantwortet konkrete gefühlsbezogene Fragen (bejaht Niedergeschlagenheit).

Nonverbale Informationen:

- Die Körpersprache des Patienten drückt ein Gefühl aus (sitzt zusammengesunken auf dem Stuhl, schaut auf den Boden. Mundwinkel sind traurig nach unten gezogen).
- Körperliche Reaktionen sind einem Gefühl zuzuordnen (zittert, weint).
- Das Verhalten des Patienten zeigt ein Gefühl (ballt die Fäuste, erhebt die Stimme).

### Diskrepanzen zwischen verbalen und nonverbalen Informationen

Die Plananalyse kann uns helfen, Diskrepanzen zwischen verbaler und nonverbaler Information besser zu verstehen.

**Beispiel**

Frau Sommer beschreibt ihre Kindheit in der Therapie als »schön« und »perfekt«. Die Therapeutin beobachtet allerdings, dass der Inhalt der Schilderung nicht mit der nonverbalen Information übereinstimmt, also der Intonation, Mimik und Körperhaltung, die Frau Sommer während der Schilderung zeigt. Frau Sommers Stimme klingt leise und wenig überzeugend, sie zeigt eine erhöhte Körperspannung und ihr Blick weicht zur Seite aus. Die Therapeutin vermutet, dass die Diskrepanz durch den Plan »Lass dir nicht anmerken, wie es dir wirklich geht« und einen möglichen Oberplan »Schütze deine Eltern« erklärbar sein könnte. Die Therapeutin nimmt sich vor, aufgrund der nonverbalen Information zu einem späteren Zeitpunkt der Therapie das Thema Kindheit erneut anzusprechen.

 

INFO 41 • E

## Emotionen in der Plananalyse: reaktive und instrumentelle Emotionen

Emotionen werden in der Plananalyse daraufhin untersucht, ob sie reaktiven oder instrumentellen Charakter haben.

- **Reaktive Emotion:** Bei blockiertem oder bedrohtem Plan, unerreichtem Ziel oder unerfülltem Bedürfnis treten Emotionen als »Folgeerscheinung« auf. Wir fühlen uns schlecht, wenn wir unser Ziel nicht erreichen konnten.
- **Instrumentelle Emotion**: Als Teil eines Planes dienen die Emotionen einem Zweck. Wir möchten ein Ziel erreichen, beispielsweise andere dazu veranlassen, auf unsere Gefühle zu reagieren.

Die Unterscheidung zwischen reaktiver und instrumenteller Emotion ist nicht immer einfach. Die Art und Weise, wie Emotionen gezeigt werden, kann uns Hinweise geben, wie die Emotionen einzuordnen sind. Zudem können Emotionen sowohl reaktiven als auch instrumentellen Charakter haben.

**Beispiel**

Frau Aeberhart erzählt in der Therapie, wie schmerzhaft die Trennung von ihrem Freund gewesen sei und wie unfair sie sich von ihm behandelt fühle. Sie weint lautstark und fragt die Therapeutin immer wieder empört, was sie vom Verhalten ihres Freundes halte und ob man ihr so etwas antun dürfe. Dabei scheint sie die Reaktion der Therapeutin genau zu prüfen. Als die Therapeutin sich zurückhaltend äußert, bricht Frau Aeberhart noch stärker in Tränen aus und schluchzt, es würde ja ohnehin niemanden interessieren, wie es ihr gehe, es sei immer dasselbe.

Die Therapeutin wertet die gezeigte Emotion als Mischung aus Traurigkeit und Wut. Die gezeigte Emotion wäre erklärbar als reaktive Emotion bei nicht erfüllten Erwartungen an ihren Ex-Partner und möglicherweise auch an sie als Therapeutin. Sie vermutet, dass der Gefühlsausbruch auch instrumentelle Funktion hat, da die Patientin ihre Reaktion als Therapeutin zu überprüfen scheint. Sie wertet das beobachtete Verhalten als überwiegend instrumentell mit den Plänen »Erhalte Mitleid«, »Erhalte Solidarität«.

INFO 42 • E

# Emotionen in der Plananalyse: reaktive Emotionen

Werden Pläne blockiert oder bedroht, Ziele nicht erreicht oder Bedürfnisse nicht erfüllt, geht das einher mit negativen Gefühlen. Ein blockierter Plan kann in der Plananalyse mit einer gestrichelten, durchkreuzten Linie verdeutlicht und die reaktiven Gefühle in Emotions-Frames bezeichnet werden. So können die Gefühle in Kontext gesetzt werden, indem beispielsweise ihre situationalen Auslöser, mögliche Strategien zur Emotionsregulation, zugehörige Schemata oder anamnestische Angaben spezifiziert werden. Wie üblich gilt: Sind Informationen bereits in der Planstruktur enthalten, gehören sie nicht mehr in den Emotionen-Frame. Es gilt: »Vermeide Doppelspurigkeit«.

**Hilfreiche Kürzel**

Folgende Kürzel sind bei Emotionen-Frames hilfreich:

E: Emotion
S: Situationsbeschreibung
–: blockierte / bedrohte Pläne
+: begünstigte Pläne
C: Coping / Bewältigungspläne

> **Beispiel**
>
> Frau Rentschen berichtet in der Therapie, sich in ihrer partnerschaftlichen Beziehung sehr belastet zu fühlen. Seit längerem gäbe es Konflikte über den Umgang mit ihren Kindern, die zu Streit führten. Im Kontext der aktuell konflikthaften Beziehung reagiere ihr Partner abweisend auf sie, wenn sie Nähe zu ihm suche. Wenn sie sich nach seinem Befinden erkundige oder ihre Gefühle mitteile, antworte er ausweichend und gehe nicht auf sie ein. Sie fühle sich in der Beziehung zunehmend unsicher und hilflos.

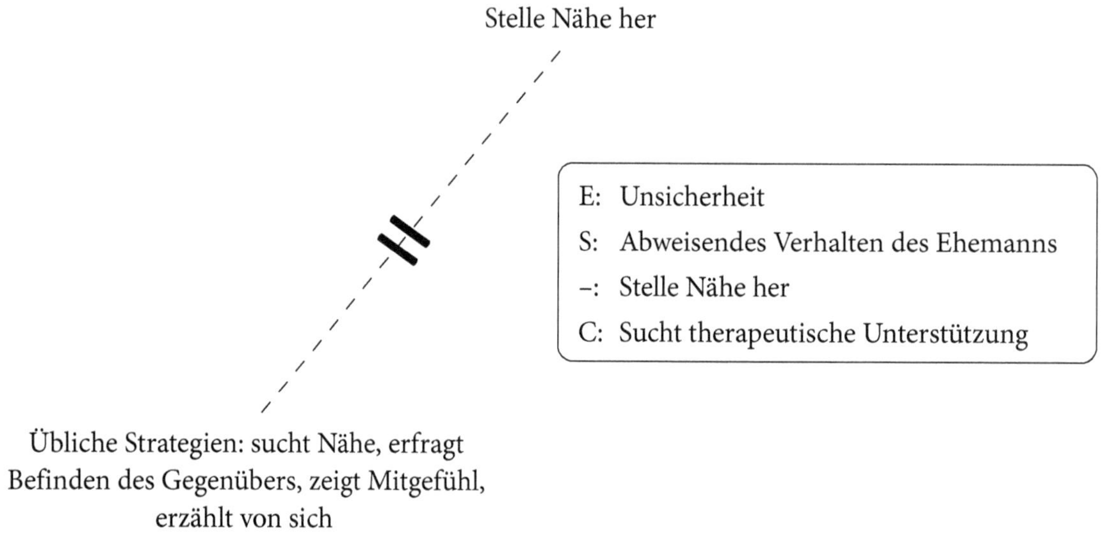


**Abbildung** Emotionen-Frame in der Planstruktur von Frau Rentschen

INFO 43 • E

## Emotionen in der Plananalyse: instrumentelle Emotionen

Wenn wir bei Mitmenschen Emotionen wahrnehmen, löst dies eine Reaktion bei uns aus. Diese ist häufig ähnlich, da Emotionen bestimmte typische Reaktionstendenzen und Verhalten hervorrufen (z. B. Gracarin et al., 2018), mit denen wir die Emotionen des Gegenübers mitregulieren.

- Unser Gegenüber zeigt Traurigkeit. Wir nähern uns und fragen, was los ist. Wir trösten und versuchen die Person abzulenken.
- Unser Gegenüber zeigt Wut. Wir nehmen eine sichere Distanz ein und versuchen zu beschwichtigen.
- Unser Gegenüber zeigt Angst. Wir beruhigen, beschützen und machen Vorschläge, was die Person tun könnte, um Sicherheit zu gewinnen.
- Unser Gegenüber zeigt Schuld. Wir wiegeln ab und verteilen die Verantwortung auf viele Beteiligte.
- Unser Gegenüber zeigt Scham. Wir reden gut zu und heben hervor, was die Person gut gemacht hat.

Durch diese sozialen Reaktionsbereitschaften kann es von Vorteil sein, Emotionen zu zeigen. So kann »Zeige Traurigkeit« beispielsweise dazu dienen, Nähe herzustellen und Unterstützung zu erhalten. »Zeige Wut« kann dazu dienen, eigene Wünsche durchzusetzen oder aber auch, Distanz herzustellen. »Zeige Angst« kann bezwecken, dass andere uns schonen, unsere Aufgaben übernehmen oder uns beschützen. «Zeige Schuld» kann dazu dienen, die eigene Verantwortung zu reduzieren und zu vermeiden, die Konsequenzen von Schaden tragen zu müssen.

**Beispiel**

**Beispiel 1.** Frau Wagner muss vor dem Stationsbüro warten, da das Pflegepersonal anderweitig beschäftigt ist. Sie empört sich lauthals über die schlechte Betreuung. Die Pflegefachperson eilt heran, bittet sie freundlich ins Stationszimmer und entschuldigt sich dafür, dass sie warten musste. Möglicher Unterplan: »Steigere dich in Empörung rein«. Möglicher Oberplan: »Stelle sicher, dass ausreichend auf deine Wünsche eingegangen wird«.

**Beispiel 2.** Herr Anders wird vom interdisziplinären Team in der Visite nach seiner Befindlichkeit gefragt. Er antwortet kurz, es gehe ihm gut. Seine Stimme ist leise, er schaut auf den Boden und seufzt in der entstehenden Pause auf. Die Assistenzärztin spiegelt mitfühlend, dass er anders wirke, und fragt nach, ob etwas Schlimmes passiert sei. Möglicher Unterplan: »Zeige, wie schlecht es dir geht«. Möglicher Oberplan: »Erhalte Unterstützung«.

**Beispiel 3.** Frau Lenk zeigt sich im Erstgespräch auf der Kriseninterventionsstation unsicher und hilflos. Sie macht sich klein, nimmt wenig Blickkontakt mit dem Therapeuten auf, schaut dafür immer wieder ihren Partner an. Dieser legt den Arm um sie und beantwortet an sie gerichtete Fragen für sie. Möglicher Unterplan: »Zeige dich unsicher«. Möglicher Oberplan: »Erhalte Schutz und Unterstützung von deinem Partner«.

INFO 44 • V

# Emotionen in der Plananalyse: Unsere Pläne beeinflussen, was wir fühlen

Wie wir uns in einer bestimmten Situation fühlen, hängt davon ab, welche Pläne unser motivationales Funktionieren habituell bestimmen und welche Pläne, Ziele und Bedürfnisse in der Situation aktiviert werden. Entsprechend kann dieselbe Situation verschiedene emotionale Reaktionen hervorrufen.

**Beispiel**

*Situation:* Frau Seltzer sitzt freitagabends vor dem Fernseher und erhält eine Nachricht von ihrer besten Freundin. Sie sagt das geplante Treffen für morgen ab, da sie gesundheitlich angeschlagen sei.

**Abhängigkeit der emotionalen Reaktion von habituellen Plänen**

- Aktivierter Plan: »Sei für deine Freunde da, wenn es ihnen schlecht geht«. Emotionale Reaktion: Mitleid
- Blockierter Plan: »Plane deine Tage sorgfältig«. Emotionale Reaktion: Irritation / Ärger
- Aktivierter Plan: »Sei spontan«. Emotionale Reaktion: keine

**Abhängigkeit der emotionalen Reaktion von situativ aktivierten Plänen**

- Blockierter Plan: »Hab Spaß«. Emotionale Reaktion: Enttäuschung
- Aktivierter Plan zur Befriedigung eines anderen unerfüllten Bedürfnisses: »Stelle sicher, dass du dich ausruhen kannst«. Emotionale Reaktion: Erleichterung.

Manchmal können Patienten uns nicht darüber Auskunft geben, weshalb sie in einer Situation eine bestimmte Emotion haben. Mithilfe der Plananalyse können wir Vermutungen anstellen, welche Pläne eine gezeigte emotionale Reaktion auslösen könnten.

**Wichtig**

Schemata oder rigide Planstrukturen, die mit einer unbefriedigenden Bedürfniserfüllung einhergehen, können dazu führen, dass eine spezifische emotionale Reaktion häufig auftritt.

 

# Emotionen in der Plananalyse: Pläne zur Regulation von Emotionen

**»Vermeide Leid«** Negative Emotionen haben eine wichtige Funktion im motivationalen Funktionieren, da sie uns zeigen, welche Bedürfnisse nicht ausreichend erfüllt sind und uns antreiben, diese zu befriedigen. Gleichzeitig versuchen wir negative Emotionen zu vermeiden, da sie eine unangenehme Valenz haben und wir Menschen nach Möglichkeit nach angenehmen Erfahrungen streben. Darüber hinaus können individuelle lebensgeschichtliche Erfahrungen dazu führen, dass Patienten ungünstige Pläne im Umgang mit Emotionen entwickeln. Ungünstige Pläne können mit psychischen Erkrankungen verbunden sein oder diese aufrechterhalten.

**Aus der Praxis**

Die Grundannahme »Angst ist bedrohlich« kann dazu führen, dass der Plan »Vermeide Angst um jeden Preis« verhaltensbestimmend wird. Ein solcher Plan kann zwar kurzfristig hilfreich sein, längerfristig aber eine Angst- oder Panikstörung aufrechterhalten. Wenn der Patient mit Angststörung nicht die Erfahrung machen kann, dass Angst zwar unangenehm, aber letztlich ungefährlich und regulierbar ist, wird er sein Vermeidungsverhalten nicht aufgeben.

### Generalisierung und Spezifität der Grundannahmen zu Emotionen

Dysfunktionale Grundannahmen und entsprechende Pläne zum Umgang mit Gefühlen können über verschiedene Emotionen hinweg generalisiert sein. Patienten können aber auch problematische Einstellungen gegenüber einer spezifischen Emotion wie Wut, Angst oder Traurigkeit entwickeln, während sie gegenüber anderen Gefühlen funktionalere Haltungen zeigen.

### Auf Selbstregulation zielende Pläne

Pläne dienen in hohem Maße der emotionalen Selbstregulation. Emotionen können durch Annäherungspläne wie »Löse Probleme unmittelbar« reguliert werden, die darauf abzielen, aktiv mit Herausforderungen umzugehen. Ebenso können sie durch Vermeidungspläne wie »Vermeide, dich mit Problemen auseinanderzusetzen« gesteuert werden, welche Strategien beinhalten, die Distanz zu emotional belastenden Situationen schaffen. Sind die regulatorischen Pläne auf eine spezifische Emotion ausgerichtet, werden diese in Situationen aktiviert, in denen diese Emotion auftritt.

**Beispiel**

**Beispiel 1.** Frau Hill hat folgende Grundannahme: »Wut ist destruktiv und bedrohlich«. Verhaltensbestimmend sind die Pläne »Vermeide, Wut zu spüren« und »Vermeide Konflikte«. Sie nimmt eigene Grenzen und Bedürfnisse schlecht wahr und versucht, es allen recht zu machen. Sie bemüht sich, Konflikte zu umgehen oder sehr schnell zu schlichten.

**Beispiel 2.** Herr Schneider hat folgende Grundannahme: »Negative Gefühle sind unaushaltbar«. Verhaltensbestimmend ist der Plan »Vermeide negative Gefühle«. Er trinkt regelmäßig Alkohol, wenn ihm dies durch Ablenkung wie Gaming oder auf anderem Weg nicht gelingt.

**Beispiel 3.** Frau Nehm hat die Grundannahme: »Du hast positive Gefühle nicht verdient«. Sie erlebt hohe Anspannung gerade dann, wenn in ihrem Leben alles gut läuft, und kommt vermehrt in ein selbstabwertendes Gedankenkreisen (Plan: »Bestrafe dich dafür, dass es dir gut geht«).

## INFO 46 • V

# Emotionen in der Plananalyse: Überblick

Im Folgenden finden Sie am Beispiel der Angst eine Zusammenstellung über mögliche Einordnungen von Gefühlen in Planstrukturen. Die Planstruktur in der untenstehenden Abbildung entspricht hier nicht einem einzigen Patienten. Sie erhebt keinen Anspruch auf Vollständigkeit.

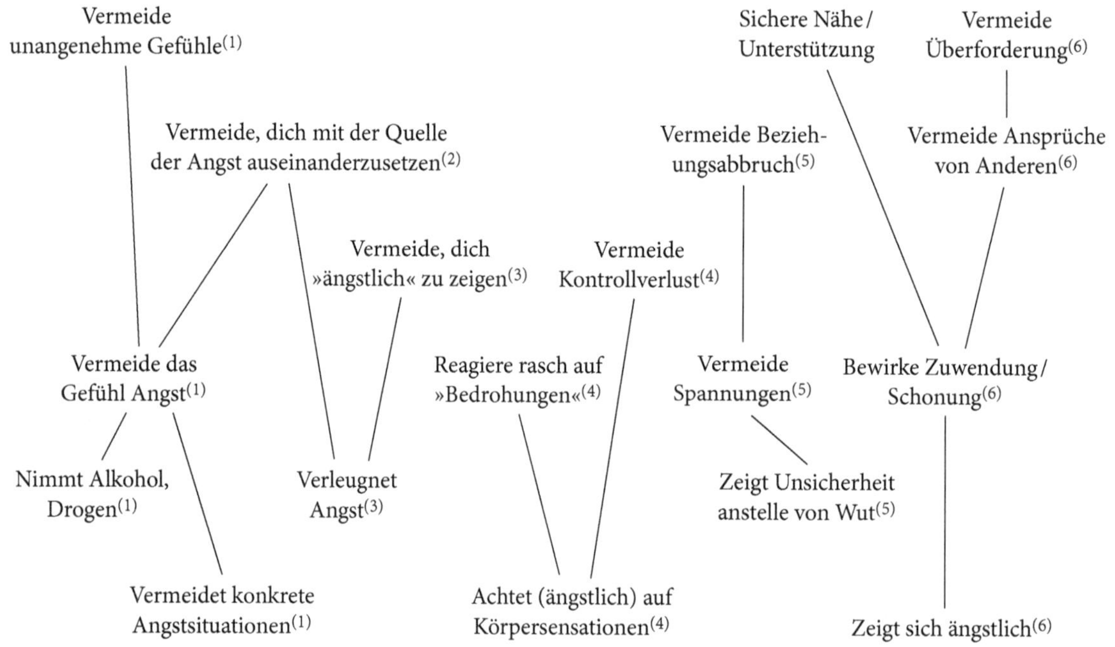


**Abbildung** Mögliche Einordnungen von Gefühlen in der Planstruktur (nach Caspar, 2018)

**(1) Plan zur Regulation von Emotionen:** Verhaltensweisen wie »nimmt Alkohol / Drogen« oder das Vermeiden von angstauslösenden Situationen können der Vermeidung von Emotionen dienen (Plan: »Vermeide unangenehme Gefühle«). Hierbei kann es um das Vermeiden von negativen Gefühlen per se gehen oder das Vermeiden von Emotionen, die als besonders aversiv empfunden werden.

**(2) Plan zur Regulation von Emotionen:** Das Vermeiden oder Leugnen eines negativen Gefühls können dazu dienen, sich nicht mit der auslösenden Situation auseinandersetzen zu müssen (Plan: »Vermeide, dich mit der Quelle der Angst auseinanderzusetzen«).

**(3) Plan zur Regulation von Emotionen:** Das Leugnen bestimmter Emotionen kann dazu dienen, ein bestimmtes Selbstbild oder das Bild, das andere von der betreffenden Person haben, aufrechtzuerhalten (Plan: »Vermeide, dich ängstlich zu zeigen«).

**(4) Plan zur Regulation von Emotionen:** Die übermäßige Aufmerksamkeitslenkung auf eine Emotion kann dazu dienen, Bedrohungen abzuwehren (Plan: »Vermeide Kontrollverlust«).

**(5) Emotionen mit instrumenteller Funktion:** Das Zeigen einer anderen Emotion als der in einer Situation naheliegenden Emotion kann Teil von Plänen sein. Hier dient es einem interaktionellen Vermeidungsziel (Unsicherheit statt Wut zeigen mit dem Plan: »Vermeide Spannungen und Beziehungsabbruch«).

**(6) Emotion mit instrumenteller Funktion:** Das demonstrative Zeigen einer Emotion kann darauf abzielen, andere zu einem bestimmten Verhalten zu bewegen (Ängstlichkeit zeigen mit dem Plan: »Bewirke Zuwendung und Schonung«)

AB 3 • R

## Selbstreflexion: Umgang mit eigenen Emotionen

Was sind Ihre Grundannahmen zu folgenden Gefühlen? Erleben Sie das Gefühl eher als hilfreich oder als schädlich? Ist Ihre Bewertung abhängig von Situationen oder der Intensität des Gefühls? Wie gehen Sie mit dem Gefühl um? Ist dieser Umgang immer ähnlich oder ist er situationsabhängig?

Wut

..............................................................................................................................................

Angst

..............................................................................................................................................

Freude

..............................................................................................................................................

Schuld

..............................................................................................................................................

Ekel / Verachtung

..............................................................................................................................................

Traurigkeit

..............................................................................................................................................

Scham

..............................................................................................................................................

Liebe

..............................................................................................................................................

# 5 Die Motivorientierte Beziehungsgestaltung

**Das »Motiv« in der Motivorientierten Beziehungsgestaltung**

Ein Plan beinhaltet stets eine Ziel- und eine Mittelkomponente. Die Zielkomponente des Plans beschreibt das »Motiv« eines Verhaltens, wobei »Motiv« als Abkürzung für *motivationales Ziel* zu verstehen ist. Gleichzeitig beinhaltet ein Plan auch das Mittel, wie die Zielkomponente oder das Motiv eines höherstehenden Planes zu erreichen ist. In Abbildung 5.1 wird dies grafisch veranschaulicht. Auf der höchsten Ebene der Plananalyse stehen als oberste Zielkomponenten, resp. Motive, die psychologischen Bedürfnisse. Die Zielkomponente eines Plans ist für die Motivorientierte Beziehungsgestaltung von besonderer Bedeutung. In der Motivorientierten Beziehungsgestaltung richtet die Therapeutin ihr Beziehungsverhalten an den motivationalen Zielen der Patientin aus.

In diesem Kapitel wird der Ansatz der Motivorientierten Beziehungsgestaltung beschrieben. Als Anleitung und Orientierung dienen vier Prinzipien, die bei der Umsetzung einer Motivorientierten Beziehungsgestaltung zentral sind. Die vier Prinzipien werden anhand des Falles von Herrn Rosenthal, einem Patienten mit einer chronischen Depression, veranschaulicht.

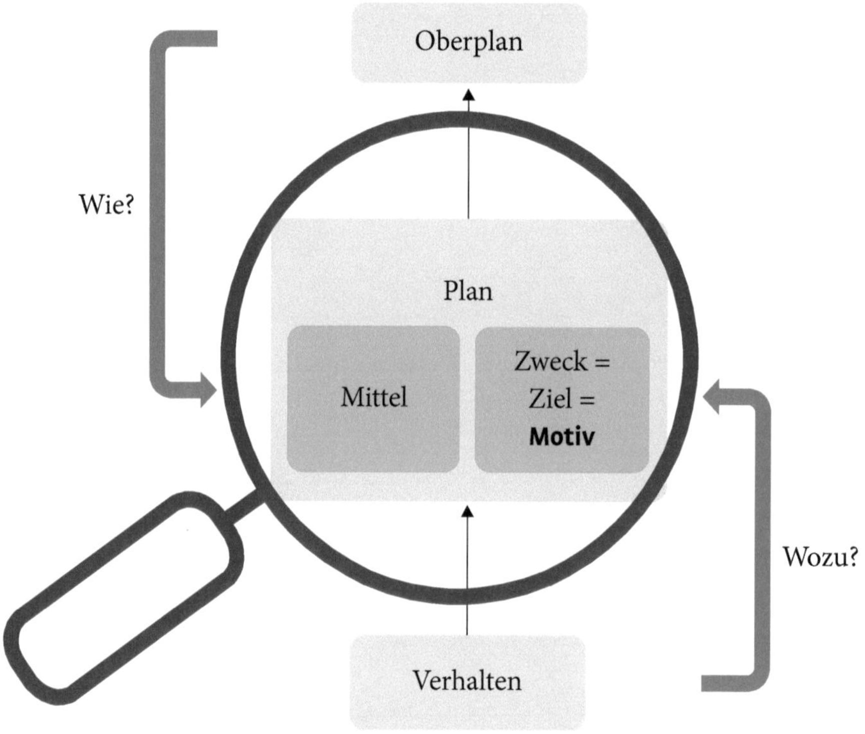


**Abbildung 5.1** Das Motiv innerhalb der Plananalyse

## Informations- und Arbeitsmaterial dieses Kapitels

**INFO 47 Der Ansatz der Motivorientierten Beziehungsgestaltung**

Dieses Informationsblatt erläutert das Ziel und den Zweck der Motivorientierten Beziehungsgestaltung.

**INFO 48 Orientierung am Motiv**

In diesem Informationsblatt wird erläutert, was bei der Umsetzung der Motivorientierten Beziehungsgestaltung zu beachten ist. Konkrete Beispiele sollen die wichtigsten Punkte verdeutlichen.

**INFO 49 Subtile Beziehungsregulation**
Dieses Informationsblatt erläutert, dass es bei der Motivorientierten Beziehungsgestaltung um subtile differentielle Anpassungen des Beziehungsverhaltens der Therapeutin an die interaktionellen Motive der Patientin geht und nicht einfach um eine Auswahl der »richtigen« Interventionen.

**INFO 50 Inhaltliche Thematisierung und prozessuale Aktivierung**
Auf diesem Informationsblatt wird die Unterscheidung zwischen inhaltlicher Thematisierung und prozessualer Aktivierung beschrieben und anhand von Beispielen erklärt.

**INFO 51 Motivorientierte Beziehungsgestaltung als Ansatz zur Umsetzung der therapeutischen Arbeitsbeziehung**
Auf diesem Informationsblatt wird der Zusammenhang der Motivorientierten Beziehungsgestaltung und der therapeutischen Arbeitsbeziehung beschrieben. Mit der Motivorientierten Beziehungsgestaltung können alle drei Aspekte der Arbeitsbeziehung (Emotionale Bindung, Zielformulierung und Interventionsplanung) adressiert werden.

**INFO 52 Umsetzung der Motivorientierten Beziehungsgestaltung, Prinzip 1: Identifiziere wichtige Motive**
Hier wird der erste Plan »Identifiziere die wichtigsten verhaltensbestimmenden Motive« bei der Umsetzung der Motivorientierten Beziehungsgestaltung beschrieben. Das Prinzip wird anhand der Planstruktur des Beispielpatienten Herrn Rosenthal veranschaulicht.

**INFO 53 Umsetzung der Motivorientierten Beziehungsgestaltung, Prinzip 2: Erkenne Dysfunktionalität**
In diesem Informationsblatt wird der zweite Plan »Prüfe, ob die identifizierten Motive günstig oder dysfunktional sind« bei der Umsetzung der Motivorientierten Beziehungsgestaltung beschrieben. Das Prinzip wird anhand der Planstruktur des Beispielpatienten Herrn Rosenthal veranschaulicht.

**INFO 54 Umsetzung der Motivorientierten Beziehungsgestaltung, Prinzip 3: Suche Funktionalität**
In diesem Informationsblatt wird der dritte Plan »Identifiziere das zugehörige unproblematische Motiv« bei der Umsetzung der Motivorientierten Beziehungsgestaltung beschrieben. Das Prinzip wird anhand der Planstruktur des Beispielpatienten Herrn Rosenthal veranschaulicht.

**INFO 55 Umsetzung der Motivorientierten Beziehungsgestaltung, Prinzip 4: Bediene die funktionalen Motive**
Der Umgang mit den identifizierten Motiven lässt sich anhand des Plans »Bediene unproblematische Motive bedingungslos« auf den Punkt bringen. Das Prinzip wird anhand des Beispielpatienten Herrn Rosenthal veranschaulicht.

**INFO 56 Flussdiagramm zur Auswahl von Motiven und Strategien der Beziehungsgestaltung**
Auf diesem Informationsblatt finden Sie ein Flussdiagramm, in dem die vier Prinzipien zur Umsetzung der Motivorientierten Beziehungsgestaltung veranschaulicht werden. Das Flussdiagramm kann Ihnen bei der Auswahl von Motiven und Strategien helfen.

**AB 4 Selbstreflexion: Untersuchung der eigenen Interaktionsmuster**
Die Selbstreflexionsfragen zur Untersuchung der eigenen Interaktionsmuster gehen auf Grawe und Dziewas (1987) zurück.

INFO 47 • V

# Der Ansatz der Motivorientierten Beziehungsgestaltung

Der Ansatz der Motivorientierten Beziehungsgestaltung besteht darin, Patientinnen in der therapeutischen Beziehung befriedigende Erfahrungen im Hinblick auf ihre wichtigsten motivationalen Ziele zu ermöglichen. Dabei versucht die Therapeutin, Ziele und Erfahrungen, die der Patientin wichtig sind, herzustellen und zu verstärken, und Zustände, die die Patientin als schlimm empfindet oder vermeidet, nur so weit zu aktivieren, wie notwendig ist. Dadurch soll die Patientin in der therapeutischen Beziehung bedürfnisbefriedigende Erfahrungen machen, die einerseits unmittelbar zu besserer therapeutischer Beziehung und Wohlbefinden führen, andererseits die Motivation und Bereitschaft zur therapeutischen Bearbeitung der Probleme erhöhen (grosse Holtforth, 2005).

**Bedürfnisspannung und Überfüllung**

Werden zentrale interaktionelle Ziele einer Patientin in der therapeutischen Beziehung nicht erfüllt, wird die Patientin Mühe haben, sich auf die Beziehung einzulassen. Die Bedürfnisspannung aufgrund unerfüllter Motive und Bedürfnisse führt dazu, dass es der Therapeutin kaum glücken wird, eine tragende Therapiebeziehung herzustellen, wenn sie diese nicht berücksichtigt.

Die Sättigung der interaktionellen Motive und Bedürfnisse gelingt mit der Motivorientierten Beziehungsgestaltung. Solange die Erfüllung allerdings nicht ausreichend ist, werden die Motive »aktiviert« bleiben. Es ist daher wichtig, die interaktionellen Motive sehr konsequent zu sättigen und »überzuerfüllen«, um die Bedürfnisspannung so zu reduzieren, dass die Motive nicht mehr verhaltensbestimmend sind. Die Idee der Motivorientierten Beziehungsgestaltung leitet sich also aus motivationstheoretischen Überlegungen ab.

| | |
|---|---|
| 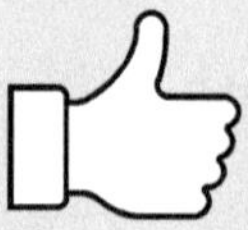 | Pläne, Ziele, Erfahrungen, die dem Patienten wichtig sind, sollten aktiv hergestellt und verstärkt werden. |
|  | Zustände und Erfahrungen, die der Patient als schlimm empfindet oder vermeidet, sollten nur so weit aktiviert werden, wie dies notwendig ist. |

**Abbildung** Motivationstheoretische Überlegungen der Plananalyse

Motivorientierte Beziehungsgestaltung beinhaltet ein bezüglich der Patientenmotive maßgeschneidertes therapeutisches Beziehungsverhalten. Voraussetzung dafür ist, dass die Therapeutin die individuelle Motivstruktur ihrer Patientin erkennt, und sich in ihrem Beziehungsverhalten flexibel darauf einstellen kann. Als wichtigstes Instrument dazu dient die Plananalyse. Die Therapeutin erschließt aus dem Verhalten der Patientin deren wichtigsten individuellen Pläne und verhält sich komplementär dazu.

 

 

## Orientierung am Motiv

Motivstrukturen können auf verschiedenen Ebenen der Plananalyse identifiziert werden. Entsprechend kann bedürfnisbefriedigendes Verhalten auf Bedürfnis-, Oberplan- oder Unterplanebene beschrieben und umgesetzt werden (s. Abb. u.).

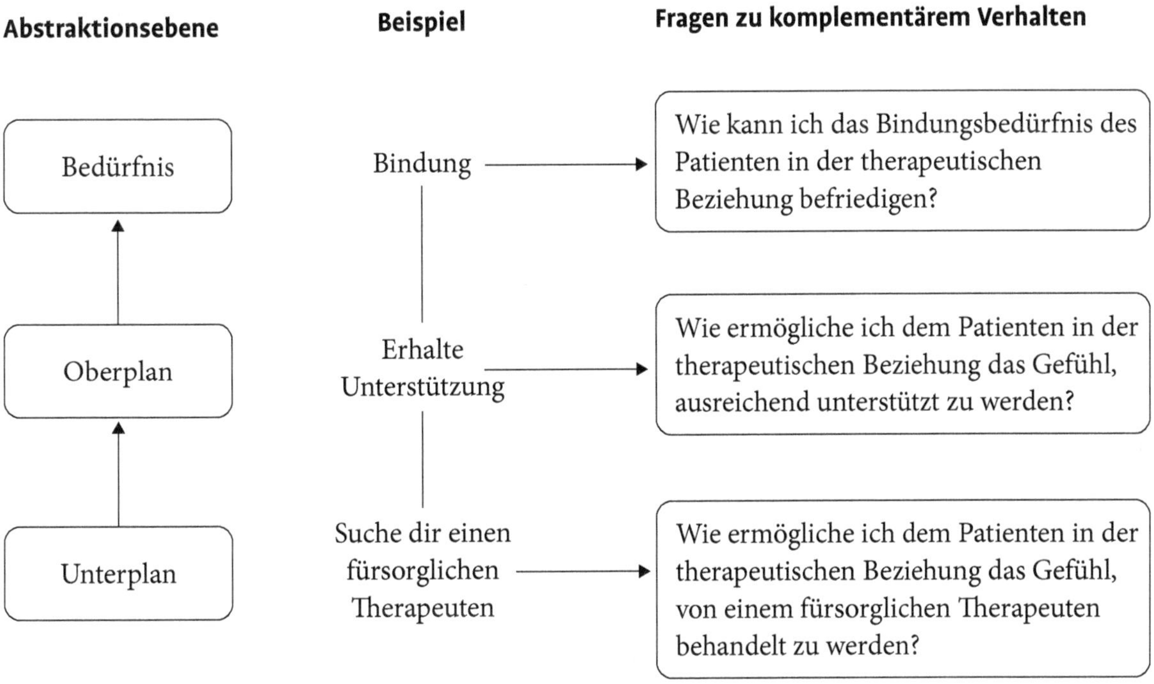


**Abbildung** Beispiele für bedürfnisbefriedigendes Verhalten in der Planstruktur

Bei der Umsetzung der Motivorientierten Beziehungsgestaltung gilt es zu beachten, dass Patientinnen häufig erlernte Verhaltensweisen zur Erfüllung ihrer interaktionellen Bedürfnisse zeigen, die wir nicht verstärken wollen oder können. So können wir eine Patientin, die konstant klagt und alle Verantwortung von sich weist, nicht durchgängig schonen und die Probleme für sie lösen. Einerseits würde dies ein therapeutisches Vorankommen verunmöglichen, andererseits das dysfunktionale Verhalten entsprechend lerntheoretischer Modelle verstärken. Unterstütze ich als Therapeutin ungünstiges Verhalten, wird sich die Wahrscheinlichkeit erhöhen, dass die Patientin sich weiterhin oder gar noch vermehrt dysfunktional verhält.

Für die Motivorientierte Beziehungsgestaltung ist also zentral, dass die Therapeutin ihr Beziehungsverhalten an den Motiven der Patientin ausrichtet und nicht an deren (dysfunktionalem) Verhalten. Im obigen Beispiel könnte die Therapeutin betonen, dass sie das Leiden der Patientin wahrnimmt und es ihr sehr wichtig ist, gemeinsam Lösungen zu finden. Damit zeigt sie, dass sie das Motiv verstanden hat (Unterstützung erhalten), aber verstärkt nicht das dysfunktionale Verhalten (klagen und Verantwortung abgeben). Verhält sich die Therapeutin komplementär zu den dem Verhalten zugrundeliegenden Motiven, wird die Bedürfnisspannung der Patientin reduziert und das ungünstige Verhalten entsprechend motivationstheoretischer Ansätze abnehmen, da es überflüssig geworden ist (Caspar, 2024).

 

## Orientierung am Motiv

**Beispiel**

Frau Muster betont jedes Mal am Ende der Therapiesitzung, wie schlecht es ihr gehe, was ihre Therapeutin dazu veranlasst, sich dann nochmals Zeit für sie zu nehmen. Frau Muster wird aus dem Verhalten der Therapeutin lernen, dass sie durch Klagen am Ende der Sitzung zu längeren Stunden kommt – gleichzeitig wird die Therapeutin zunehmend ärgerlich, weil ihr Terminkalender immer wieder durcheinandergerät. Wenn die Therapeutin vermutet, dass das Betonen, wie schlecht es ihr geht, dazu dient, mehr Beachtung und Fürsorge zu erhalten, kann sie versuchen, Frau Muster auf andere Art zu zeigen, dass sie ihr Leiden ausreichend wahrnimmt. Sie kann dann z. B. schon während der Stunde besonders gut zuhören, besonders genau nachfragen, wie es ihr geht, sich für sie interessieren etc. Damit verhält sich die Therapeutin komplementär auf der Planebene (Plan: »Erhalte ausreichend Beachtung und Fürsorge«), aber nicht auf der Ebene des ungünstigen Verhaltens (Verhalten: Klagen am Ende der Stunde).

Nicht nur auf Verhaltensebene, sondern auch auf Planebene kann komplementäres Therapeutenverhalten unter Umständen ungünstig sein. Bei einer Patientin mit einer Persönlichkeitsstörung und den zentralen Plänen »Sei eine ganz besondere Person« und »Sorge dafür, von anderen bewundert zu werden«, wäre die »Bedienung« dieser Pläne durch die Therapeutin (indem die Therapeutin z. B. betonen würde, dass sie noch nie eine so außergewöhnlich interessante Patientin behandelt habe) wahrscheinlich nicht im Sinn der Therapieziele. Die ungünstigen Pläne und entsprechendes Verhalten (z. B. nur von Erfolgen berichten) stellen vermutlich eher den Kern der Problematik der Patientin dar. So ist anzunehmen, dass sie durch das stete Bewundert-werden-Müssen stark unter Druck gerät und ihre Leistungsgrenzen auf die Dauer übergeht und so ein Scheitern selbst herbeiführt. Gleichzeitig könnte sie von anderen Menschen als arrogant und selbstbezogen wahrgenommen werden, was zu negativen Beziehungserfahrungen führen könnte. Die Therapeutin sollte sich in dem Fall überlegen, wozu es der Patientin so wichtig ist, eine ganz besondere, außergewöhnliche Person zu sein, d. h. auf eine höhere Planebene wechseln. Naheliegend wäre in diesem Beispiel eine Selbstwertproblematik. »Sei eine ganz besondere Person« könnte dazu dienen, den instabilen Selbstwert zu stärken, resp. mangelndes Selbstwertgefühl zu kompensieren (Plan: »Vermeide Minderwertigkeitsgefühl«). Diesen »höheren« Plan könnte die Therapeutin dann »bedienen«. Die Therapeutin könnte versuchen, ihr andere Möglichkeiten zu verschaffen, selbstwerterhöhenden Erfahrungen zu machen. Z.B. sie anleiten, offen und interessiert auf andere Menschen zuzugehen statt selbstbezogen und angeberisch und die Wahrscheinlichkeit damit erhöhen, dass sie positive Rückmeldungen erhalten würde. Sie könnte die Patientin in der Therapie dann besonders bestärken, wenn sie nicht nur von Erfolgen berichtet, sondern auch eigene Schwächen und Verletzlichkeit zeigt. Je höher man in der Planstruktur gelangt, umso weniger »problematisch« werden die Pläne in der Regel, so dass sie entsprechend gut verstärkt werden können.

## Orientierung am Motiv

**Wichtig**

In der Anfangsphase der Therapie zum Aufbau der therapeutischen Beziehung, resp. zur Erarbeitung von Beziehungskredit, ist es besonders wichtig, die interaktionellen Motive konsequent zu erfüllen, da Patientinnen zu diesem Zeitpunkt nicht die Gewissheit haben, sich auf die Beziehungssicherheit der Therapeutin verlassen zu können. Werden die zentralen Motive nicht ausreichend gesättigt, wird das problematische Verhalten oftmals besonders intensiv auftreten. So wird die Therapeutin bei der oben beschriebenen Patientin mit dem Plan »Sorge dafür, bewundert zu werden« ihr gerade in der Anfangsphase der Therapie besonders viel Anerkennung entgegenbringen müssen, im Vertrauen darauf, dass durch die Sättigung des Bedürfnisses und die dadurch erreichte Beziehungssicherheit das problematische Verhalten abnehmen wird.

 

INFO 49 • E

## Subtile Beziehungsregulation

Bei der konkreten Umsetzung der Motivorientierten Beziehungsgestaltung sollte uns stets bewusst sein, dass die Wirkung unserer Interventionen anders sein kann, als wir sie bezwecken. Das heißt, die Patientin kann subjektiv etwas anderes erleben als von uns beabsichtigt.

Beziehungsregulation ist ein wechselseitiger Prozess, wobei Therapeutinnen aufgrund ihrer Rolle die aktive Verantwortung übernehmen. Beziehungsgestaltung findet zu weiten Teilen über nichtsprachliche Kanäle statt, so dass die gleiche Intervention je nach Stimmmodulation der Therapeutin unterschiedlich wirken kann.

**Aus der Praxis**

So kann eine Patientin die Aussage: »Diese Übung haben Sie sehr gut gemacht«, welche von der Therapeutin als Wertschätzung / Anerkennung beabsichtigt wurde, einerseits als Selbstwertstärkung erfahren, andererseits aber auch als beschämend empfinden, wenn die Patientin vermutet, diese Übung schaffe ohnehin jede, und sie der Therapeutin unterstellt, damit eine Selbstverständlichkeit zu betonen.

Dieses Beispiel zeigt, dass es sich bei der Motivorientierten Beziehungsgestaltung nicht primär um die Auswahl spezifischer Interventionen handelt, sondern um subtile differentielle Anpassungen des Beziehungsverhaltens der Therapeutin an die interaktionellen Motive der Patientin. Körpersprache, Mimik, Gestik, Intonation, vegetative Prozesse, aber auch Erscheinungsbild und Auftreten der Therapeutin, beeinflussen die Wirkung spezifischer Interventionen, aber auch generell ihre Wirkung als Person auf die Patientin.

Aufgrund von Unterschieden in der persönlichen Wirkung können verschiedene Therapeutinnen einen ganz unterschiedlichen Stimulus-Charakter für dieselbe Patientin haben. Gleichzeitig wird die Reaktion der Patientin wiederum beeinflusst von ihren persönlichen lerngeschichtlichen Erfahrungen, beispielsweise Ähnlichkeiten der Therapeutin mit bestimmten Personen.

Insbesondere nonverbales Beziehungsverhalten scheint zudem recht stabil zu sein und wegen des Mangels an bewusster Steuerungsmöglichkeit wohl auch relativ veränderungsresistent (Caspar, 2018). Therapeutinnen sollten daher im Rahmen von Supervision und Selbsterfahrung genau erkunden, wie sie auf andere Menschen wirken und sich dessen in der Interaktion mit Patientinnen bewusst sein. Zudem sollten sie situativ erkunden, was genau im Gegenüber vorgeht, wenn dessen Reaktion eine andere sein sollte als die, die sie mit der Vermutung einer geglückten beziehungsregulierenden Intervention erwartet hätten.

**Wichtig**

Wenn die Reaktion einer Patientin nicht die sein sollte, die Sie mit einer Intervention beabsichtigen oder die Sie erwarten: Fragen Sie nach, was die Patientin gerade erlebt!

INFO 50 • E

# Inhaltliche Thematisierung und prozessuale Aktivierung

Grundsätzlich können bedürfnisbefriedigende Erfahrungen durch inhaltliche Thematisierung oder prozessuale Aktivierung ermöglicht werden. Inhaltliche Thematisierung bedeutet, dass die Therapeutin explizit in Worten Bezug auf einen Plan der Patientin nimmt. Prozessuale Aktivierung dagegen bedeutet, dass die Therapeutin durch ihre Beziehungsgestaltung oder passende Interventionen Pläne aktiviert, ohne dass sie inhaltlich explizit darauf eingeht.

**Beispiel**

Der Therapeutin ist in der Anamneseerhebung bei Frau Lehner aufgefallen, dass die Patientin viel Kritik erfahren hat. Sie könnte sich folgendermaßen äußern: »Ich kann gut verstehen, dass positive Rückmeldung und Bestärkung gerade für Sie besonders wichtig sind, da Sie in Ihrem Leben immer wieder viel Kritik erfahren haben« (inhaltliche Thematisierung des Plans: »Sorge dafür, dass andere deine Leistungen anerkennen«). Sie könnte die Patientin aber auch ermutigen, darüber zu berichten, was ihr in ihrem Leben bisher gut gelungen ist, welche Krisen sie bereits in ihrem Leben gemeistert hat etc. (prozessuale Aktivierung des Plans).

| Pläne | Inhaltliche Thematisierung | Prozessuale Aktivierung |
|---|---|---|
| Sorge dafür, dass andere deine Leistungen anerkennen | »Ich kann gut verstehen, dass Anerkennung gerade für Sie besonders wichtig ist, da Sie immer wieder viel Kritik erfahren haben.« | Patientin viel Anerkennung geben: z. B. über Dinge berichten lassen, in denen sie sich gut auskennt oder die sie gut kann |
| Bewahre dir ausreichend Autonomie | »Da Ihnen Autonomie sehr wichtig ist, möchte ich, dass Sie gut prüfen, ob eine von mir vorgeschlagene Intervention sich richtig anfühlt, und Sie nichts mir zuliebe tun.« | »Mein Vorschlag wäre … Können Sie sich darauf voll und ganz einlassen?« |
| Sorge für verlässliche Beziehungen | »Wir haben gemeinsam besprochen, wie wichtig Ihnen Verlässlichkeit in der Beziehung ist. Ich möchte Sie bitten, mir immer direkt mitzuteilen, wenn Sie das Gefühl haben, ich sei zu wenig für Sie da.« | ▶ Abwesenheit vorbesprechen<br>▶ Termine nicht vergessen<br>▶ erreichbar sein |
| Vermeide Kontrollverlust | »Sie haben mir gesagt, wie wichtig Kontrolle für Sie ist. Deshalb ist es mir besonders wichtig, dass Sie genau wissen, was auf Sie zukommt und dann selbst steuern können, wie weit Sie gehen möchten.« | ▶ Psychoedukation<br>▶ Vorgehen erklären<br>▶ Bereitschaft einholen<br>▶ Patientin Themen bestimmen lassen<br>▶ Stoppzeichen vereinbaren<br>▶ Problemaktivierung gut dosieren |
| Vermeide Langeweile | »Sie haben festgestellt, dass Sie rasch gelangweilt sind. Ich bitte Sie, mir unmittelbar Rückmeldung zu geben, wenn dieses Gefühl in der Therapiesitzung aufkommt. Dann schauen wir, was Sie in dem Moment brauchen.« | Therapiestunden abwechslungsreich gestalten, ohne dies zu thematisieren. Unterschiedliche Übungen, Techniken, Settings verwenden. |

INFO 51 • E

## Motivorientierte Beziehungsgestaltung als Ansatz zur Umsetzung der therapeutischen Arbeitsbeziehung

Bedürfnisbefriedigende Erfahrungen können Patientinnen nicht nur in der Beziehung als solcher, sondern auch durch Passung mit den Therapiezielen und durch die Auswahl und konkrete Ausgestaltung der therapeutischen Interventionen ermöglicht werden. Damit werden in der Motivorientierten Beziehungsgestaltung alle drei Aspekte der therapeutischen Arbeitsbeziehung (Allianz) – emotionale Bindung, Zielformulierung und Interventionsplanung – angesprochen (grosse Holtforth & Castonguay, 2005).

**Emotionale Bindung.** Die Therapeutin gestaltet ihr Beziehungsverhalten so, dass die Patientin eine möglichst hohe affektive Resonanz hinsichtlich ihrer wichtigsten Motive verspürt. Bei einer Patientin mit ausgeprägtem Autonomiemotiv sollte die Therapeutin sich so verhalten, dass diese sich in ihren Entscheidungen und ihrem Verhalten frei und selbstbestimmt und nicht eingeengt oder zu etwas gedrängt fühlt. Die Therapeutin kann etwa Empathie mit Bezug auf das zentrale Motiv der Patientin ausdrücken: »Ich kann sehr gut verstehen, wie Sie sich gefühlt haben. Vom Chef ständig kontrolliert zu werden, muss gerade für Sie besonders schwierig sein, da Ihnen Ihre Autonomie und Ihr Freiraum so wichtig sind.« (Im Vergleich zum Ausdrücken von Empathie ohne Bezug zum spezifischen Motiv: »Ich kann sehr gut verstehen, wie Sie sich gefühlt haben« etc.).

**Passung in Bezug auf die Therapieziele.** Die Therapeutin prüft genau, ob die Therapieziele mit den Planstrukturen der Patientin übereinstimmen: Die Therapeutin sollte bei der Patientin mit ausgeprägtem Autonomieplan besonders darauf achten, ob die Therapieziele mit ihrem Autonomieplan übereinstimmen. Formuliert die Patientin das Therapieziel »Lernen, besser mit dem Chef umgehen zu können«, wäre zu prüfen, ob dies eine Anpassungsleistung verlangt, die ihrem Autonomiemotiv entgegenlaufen würde. Wenn dies der Fall wäre, wäre das theoretisch sinnvolle Therapieziel nur schwerlich zu erreichen.

**Passung des Vorgehens, Auswahl und Ausgestaltung der therapeutischen Interventionen.** Passung des Vorgehens bedeutet, dass die Therapeutin sich ganz genau überlegt, welche therapeutischen Interventionen und Techniken zu den Motiven der Patientin passen: Bei der Patientin mit ausgeprägtem Autonomieplan könnte die Therapeutin z. B. besonders darauf achten, nicht strikt nach standardisierter Therapie oder Manual vorzugehen, sondern individuelle, durch die Patientin mitbestimmte Anpassungen vorzunehmen. Muss ein Protokoll geführt werden, könnte die Patientin dies nach eigenen Vorstellungen gestalten, statt ein standardisiertes Formular zu verwenden.

| | Therapeutische Arbeitsbeziehung (Allianz) | | |
|---|---|---|---|
| **Motiv / Plan** | **Emotionale Bindung** | **Passung der Therapieziele** | **Passung der therapeutischen Techniken** |
| Bewahre dir Autonomie und Freiraum | Patienten viel Freiraum lassen, zuhören, nicht bedrängen, selbst entscheiden lassen.<br>Empathie mit Bezug auf das Autonomiemotiv ausdrücken. | Besonders genau klären, was Patientin für Therapieziele hat und ob diese mit dem Autonomiemotiv zu vereinbaren sind. | z. B. Nicht strikt nach Manual vorgehen, sondern Patientin Freiraum für Selbstbestimmung und Eigeninitiative lassen |

# Umsetzung der Motivorientierten Beziehungsgestaltung, Prinzip 1: Identifiziere wichtige Motive

Für die Umsetzung einer Motivorientierten Beziehungsgestaltung können Sie sich an vier Grundprinzipien orientieren:

- ▶ Prinzip 1: Identifiziere wichtige Motive
- ▶ Prinzip 2: Erkenne Dysfunktionalität
- ▶ Prinzip 3: Suche Funktionalität
- ▶ Prinzip 4: Bediene die funktionalen Motive

**Prinzip 1: Identifiziere wichtige Motive**

Zunächst identifizieren Sie mithilfe der Plananalyse diejenigen Motive, die für das Verhalten der Patientin besonders wichtig und bestimmend sind:

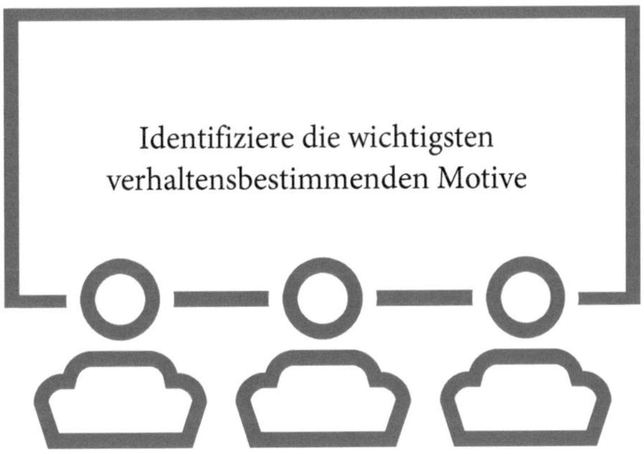


Folgende Fragen können Ihnen helfen, die wichtigsten Motive in der Planstruktur zu erkennen:

- ▶ Hat das Verhalten, der Plan oder das Bedürfnis eine zentrale Stellung in der Planstruktur?
- ▶ Hat das Verhalten, der Plan oder das Bedürfnis eine zentrale Funktion für die Befriedigung der Bedürfnisse?

**Aus der Praxis: Herr Rosenthal**

Bei Herrn Rosenthal, einem Patienten mit chronischer Depression, hat die Therapeutin eine Planstruktur erstellt. Sie möchte nun die zentralen Pläne und somit die wichtigsten Motive identifizieren.

Ihr fällt auf, dass der Plan »Sorge dafür, geschont zu werden« in den Therapiesitzungen stark verhaltensbestimmend scheint. So wertet Herr Rosenthal sich immer wieder ab und beklagt sein Leiden, bringt aber gleichzeitig wiederholt Argumente vor, warum eine Veränderung nicht möglich sei. Er lehnt alle therapeutischen Vorschläge mit dem Satz »Das funktioniert nicht, weil …« ab.

Die Therapeutin geht davon aus, dass die Pläne «Sorge dafür, geschont zu werden«, »Vermeide, Verantwortung zu übernehmen« und »Vermeide, dich mit Herausforderungen zu konfrontieren« die Funktion haben, ihn vor Situationen zu bewahren, die mit der Möglichkeit eines Scheiterns einhergehen. Diese könnten entstehen, wenn er sich innerhalb und außerhalb der Therapie Situationen und Aufgaben stellen würde, die er als potenziell nicht bewältigbar einschätzt. Die Pläne scheinen eine zentrale Stellung zu haben, da sie viel Verhalten bestimmen. Zudem dienen sie dem Schutz seines vulnerablen Selbstwertbedürfnisses.

Somit identifiziert die Therapeutin das zentrale Motiv »Vermeide die Möglichkeit eines Scheiterns«.

# Umsetzung der Motivorientierten Beziehungsgestaltung, Prinzip 1: Identifiziere wichtige Motive

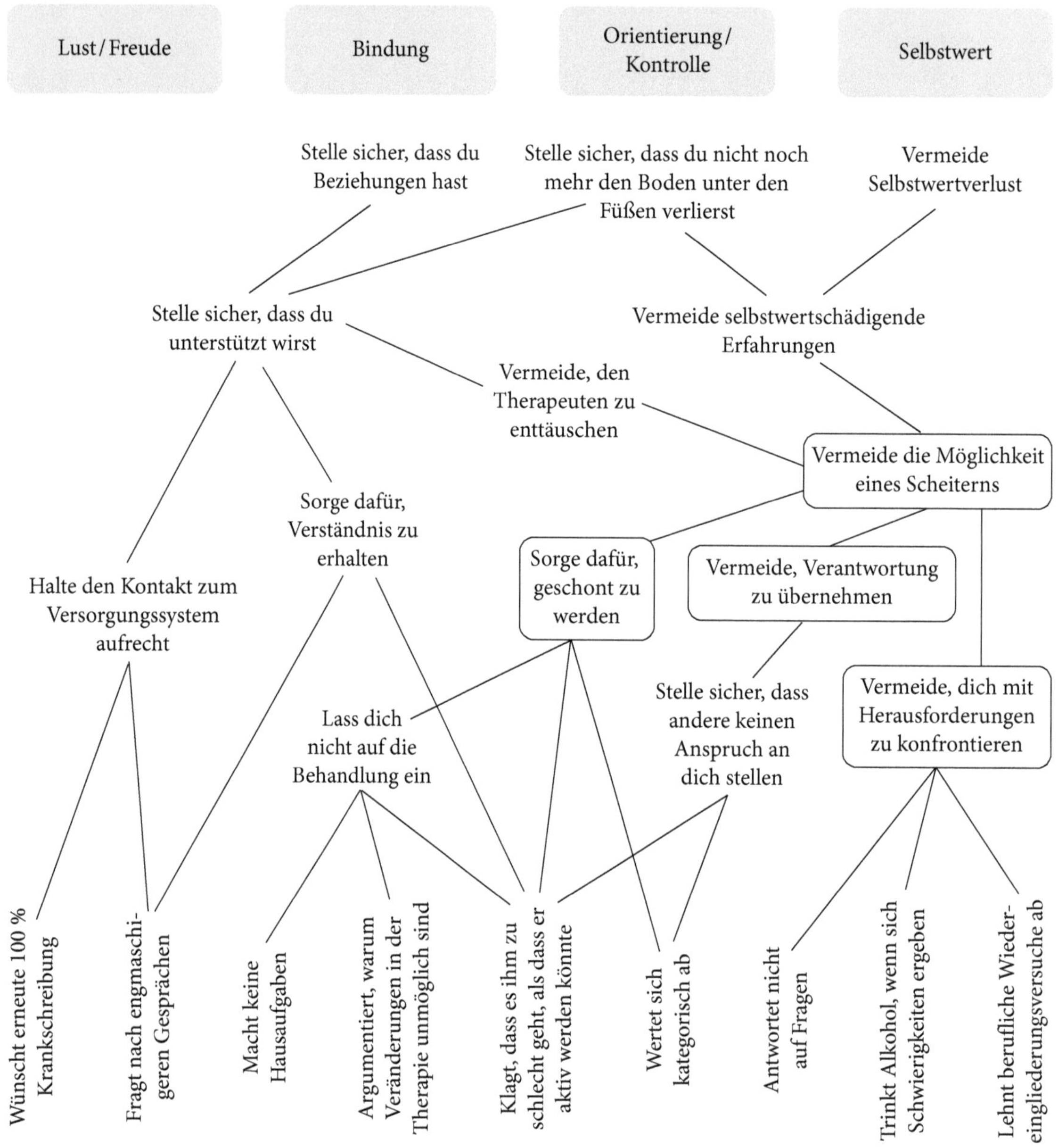


**Abbildung** Herausstellen der wichtigsten Motive in der Planstruktur

# Umsetzung der Motivorientierten Beziehungsgestaltung, Prinzip 2: Erkenne Dysfunktionalität

Mit der Motivorientierten Beziehungsgestaltung sollen nur funktionale Pläne und Verhaltensweisen bedient werden. Durch eine Verstärkung dysfunktionaler Strategien laufen Sie Gefahr, die Störung aufrechtzuerhalten oder gar zu verstärken. Daher sollten Sie die Funktionalität sorgfältig prüfen und Dysfunktionalitäten identifizieren.

**Prinzip 2: Erkenne Dysfunktionalität**

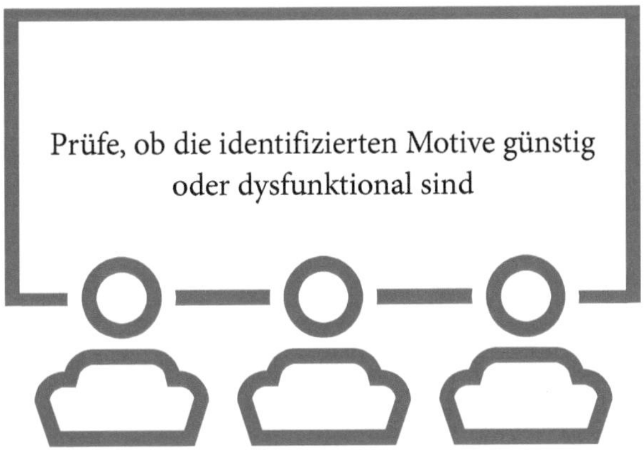


Folgende Fragen können Ihnen helfen, Dysfunktionalität zu erkennen:

- Sind die identifizierten Verhaltensweisen, Pläne und Motive Teil des Problems?
- Halten die identifizierten Verhaltensweisen, Pläne und Motive die Störung aufrecht oder verstärken diese gar?

Wenn Sie eine dieser Fragen bejaht haben, sollten Sie das Motiv in der Beziehungsgestaltung nicht berücksichtigen, um kein ungünstiges Verhalten oder ungünstige Pläne zu verstärken.

Wenn Sie beide Fragen verneint haben, ist davon auszugehen, dass das identifizierte Motiv günstig und funktional ist. Sie können dieses nun in der Motivorientierten Beziehungsgestaltung bedienen.

**Aus der Praxis: Herr Rosenthal**

Bei Herrn Rosenthal hat die Therapeutin mit Hilfe der Plananalyse das zentrale Motiv »Vermeide die Möglichkeit eines Scheiterns« identifiziert.

Die Therapeutin überprüft das Motiv »Vermeide die Möglichkeit eines Scheiterns« auf dessen Funktionalität. Indem Herr Rosenthal aus Angst vor einem möglichen Scheitern alle potenziellen Herausforderungen und Veränderungsvorschläge ablehnt, schützt er sich zwar kurzfristig vor möglichen Versagens- und Minderwertigkeitsgefühlen, bleibt damit aber in seinem vermeidenden Verhalten gefangen. Er beraubt sich damit der Möglichkeit, dass Veränderungen auch Erfolge und damit korrektive Erfahrungen bringen können. Durch den Rückzug und die Vermeidung fehlt es ihm an positiven Verstärkern, die zu Bedürfnisbefriedigung führen. Somit erachtet die Therapeutin das Motiv als stark krankheitsaufrechterhaltend für die Depression. Der Plan »Sorge dafür, geschont zu werden« kompensiert die Funktionseinschränkungen, die durch die selbstwertschützenden Pläne entstehen, und hat somit eine wichtige Funktion im Bedürfnissystem des Patienten. Ständiges Geschontwerden wirkt jedoch ebenfalls krankheitsaufrechterhaltend.

 

## Umsetzung der Motivorientierten Beziehungsgestaltung, Prinzip 2: Erkenne Dysfunktionalität

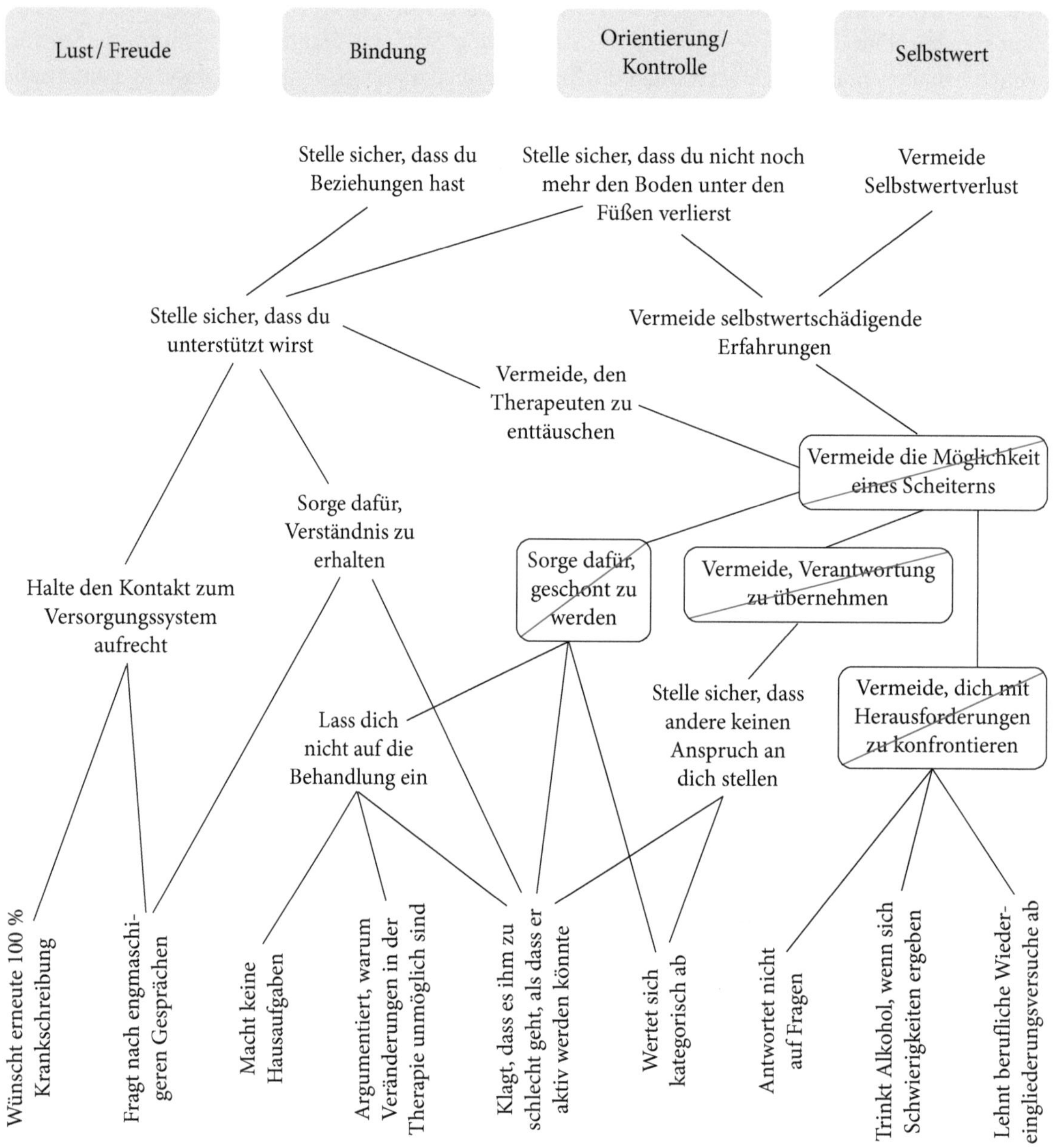


**Abbildung** Dysfunktionalitäten in der Planstruktur identifizieren

Entsprechend schätzt die Therapeutin das Motiv »Vermeide die Möglichkeit eines Scheiterns« als Zielkomponente der Pläne »Vermeide, Verantwortung zu übernehmen«, »Vermeide, dich mit Herausforderungen zu konfrontieren« und »Sichere Schonung«, als dysfunktional ein (s. Abb. o.).

Um keine dysfunktionalen Pläne und kein dysfunktionales Verhalten zu unterstützen, sucht sie in der Planstruktur benachbarte oder höher liegende unproblematische Motive und nimmt sich vor, diese zu unterstützen.

 

# Umsetzung der Motivorientierten Beziehungsgestaltung, Prinzip 3: Suche Funktionalität

Wenn Ihnen die identifizierten Motive Ihrer Patientinnen dysfunktional erscheinen, setzen Sie in der Planstruktur höher an und identifizieren das dazu gehörende unproblematische Motiv.

**Prinzip 3: Suche Funktionalität**

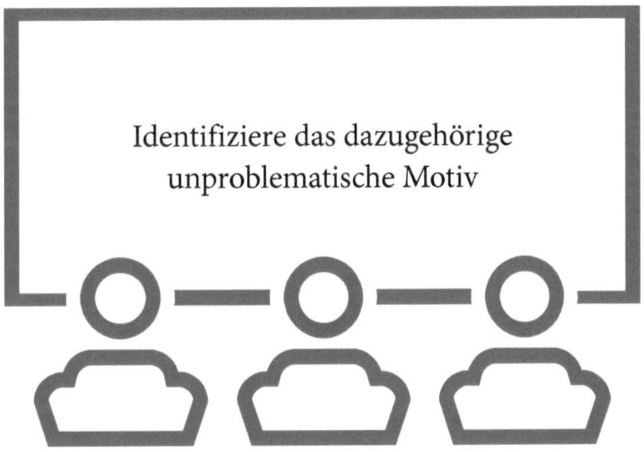


Das zugehörige unproblematische Motiv eines zentralen dysfunktionalen Plans ist in den meisten Fällen in der Planstruktur in direkter Verbindung zu diesem angesiedelt. Dabei gilt: Setzen Sie in der hierarchischen Ordnung so hoch wie nötig an, die Pläne, resp. Motive, sollten jedoch so konkret wie möglich bleiben. Je höher ein Plan in der Planstruktur liegt, desto unproblematischer ist er in der Regel für die Motivorientierte Beziehungsgestaltung. Manchmal lassen sich funktionale Motive jedoch auch in der unmittelbaren thematischen Nachbarschaft von problematischen Plänen finden.

Folgende Frage kann Ihnen helfen, unproblematische Motive zu identifizieren:
- Wenn das Motiv dysfunktional ist, kann ich hierarchisch »höher liegende« Pläne oder benachbarte Motive finden, welche nicht Teil der Störung sind und diese nicht aufrechterhalten?

**Aus der Praxis: Herr Rosenthal**

Bei Herrn Rosenthal hat die Therapeutin mithilfe der Plananalyse das zentrale Motiv »Vermeide die Möglichkeit eines Scheiterns« identifiziert. Sie erachtet dieses Motiv als eindeutig dysfunktional, da es dazu führt, dass der Patient sich potenziellen Herausforderungen und Veränderungen nicht stellt und somit auch keine korrektiven Erfahrungen machen kann. Da das Motiv problemaufrechterhaltend wirkt, möchte es die Therapeutin nicht unterstützen.

Den Oberplan »Vermeide selbstwertschädigende Erfahrungen« mit dem Motiv, den Selbstwert zu schützen, erachtet sie hingegen als weniger problematisch. Sie empfindet den Wunsch des Patienten nach Verhinderung von Selbstwert bedrohenden Erfahrungen als absolut nachvollziehbar. Sie hält es therapeutisch für zentral, das vulnerable Selbstwertbedürfnis Herrn Rosenthals zu stärken ohne dabei die ungünstigen auf Schonung und Vermeidung ausgerichteten Pläne und Verhaltensweisen zu verstärken. Sie möchte ihn hingegen möglichst viele selbstwerterhöhende Erfahrungen machen lassen, bei denen er in kleinen Schritten Verantwortung übernehmen und sich Herausforderungen stellen kann.

## Umsetzung der Motivorientierten Beziehungsgestaltung, Prinzip 3: Suche Funktionalität

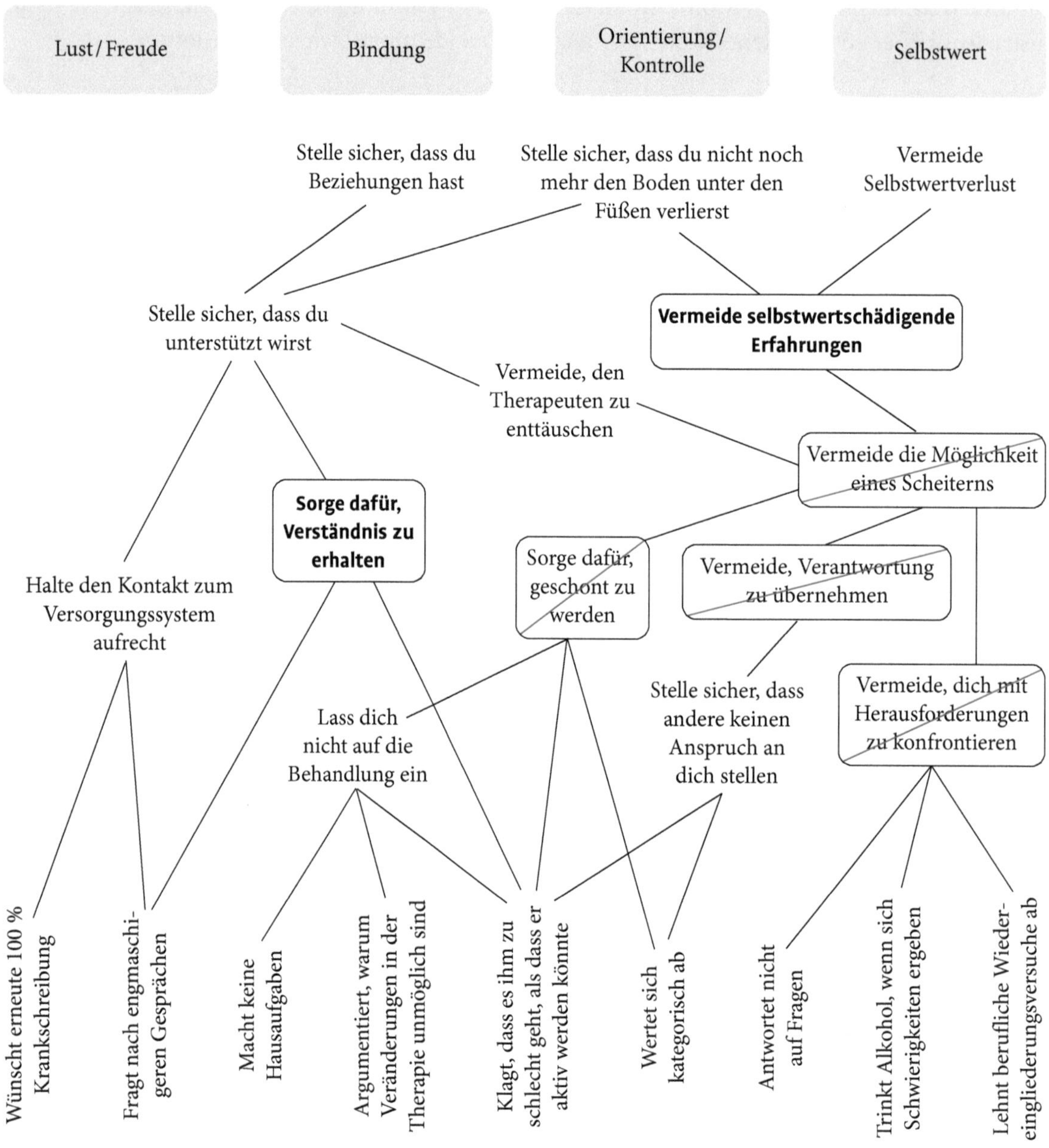


**Abbildung** Unproblematische Motive in der Planstruktur herausstellen

Im Gegensatz zum Plan »Sorge dafür, geschont zu werden«, erachtet sie auch den Plan »Sorge dafür, Verständnis zu erhalten« als unterstützenswert (s. Abb. o.). Sie geht davon aus, dass ausreichend verständnisvolles und einfühlsames Therapeutenverhalten zu einer Sättigung des Wunsches nach Verstanden werden führen wird. Dadurch erhoffte sie sich, dass Herr Rosenthal eher den Mut findet, sich seinen Problemen zuzuwenden und sich auf vorgeschlagene Interventionen einzulassen.

# Umsetzung der Motivorientierten Beziehungsgestaltung, Prinzip 4: Bediene die funktionalen Motive

Haben Sie die therapeutisch als sinnvoll erachteten Motive Ihrer Patientin identifiziert, können Sie diese bedingungslos unterstützen.

**Prinzip 4: Bediene die funktionalen Motive**

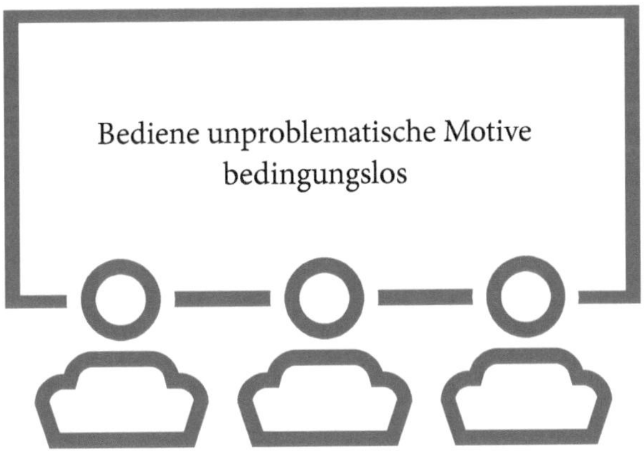


Die Motive sollten dabei möglichst konsequent und durch vielgestaltige therapeutische Strategien erfüllt werden, um ausreichend gesättigt zu werden. Damit wird die Bedürfnisspannung abnehmen und in der Folge die darunter liegenden dysfunktionalen Pläne an Wichtigkeit verlieren.

**Aus der Praxis: Herr Rosenthal**
Bei Herrn Rosenthal hat die Therapeutin mithilfe der Plananalyse das zentrale Motiv »Vermeide die Möglichkeit eines Scheiterns« identifiziert, das sie jedoch für dysfunktional erachtet.

Sie hat die in der Planstruktur höher liegenden oder benachbarten Pläne »Vermeide selbstwertschädigende Erfahrungen« sowie »Sorge dafür, Verständnis zu erhalten« als sinnvolle, unproblematische Motive zur Umsetzung einer Motivorientierten Beziehungsgestaltung herausgearbeitet. Zudem hält sie es für wichtig, das vulnerable Selbstwertbedürfnis von Herrn Rosenthal zu stärken.

Die Therapeutin überlegt sich genau, wie sie die unproblematischen Motive Selbstwertschutz und Verständnis mit möglichst vielen Verhaltensweisen und Strategien in der Therapie bedienen könnte. Die Herausforderung sieht sie darin, Herrn Rosenthal dazu zu bringen, nicht mehr zu vermeiden, sondern wieder neue Verhaltensweisen auszuprobieren, mit der Möglichkeit, dadurch korrektive Erfahrungen zu machen und seinen Selbstwert zu stärken.

- **»Vermeide selbstwertschädigende Erfahrungen«:** Die Therapeutin verhält sich so, dass der Plan »Vermeide selbstwertschädigende Erfahrungen« möglichst nicht in der Therapie aktiviert wird. Sie achtet darauf, den Patienten nicht zu überfordern. Gleichzeitig möchte sie das Motiv »Stelle sicher, dass du unterstützt wirst« als kompensatorischen Annäherungsplan nutzen, damit Herr Rosenthal den Mut fasst, wieder aktiv zu werden. Indem sie bewusst das *Wir* hervorhebt und sich als gemeinsames Arbeitsteam positioniert (»Wir haben …«), erhofft sie sich, dass Herr Rosenthal ihre Solidarität spürt und es ihm mit der Verantwortungsteilung einfacher fällt, Neues auszuprobieren. Bei der Planung von Veränderungsschritten möchte sie in Mikroschritten vorgehen. Die Auswahl der Interventionen plant sie so, dass diese nicht überfordernd wirken und für Herrn Rosenthal umsetzbar sind, um die Angst vor Versagen möglichst gering zu halten. Sollten sich Erfolge zunächst nicht einstellen, könnte sie auch als Rollenmodell im Umgang mit Rückschlägen dienen und ihm zeigen, dass Veränderungen häufig Zeit und mehrere Anläufe benötigen. Durch ihren Rückhalt gerade in

## Umsetzung der Motivorientierten Beziehungsgestaltung, Prinzip 4: Bediene die funktionalen Motive

diesen Momenten könnte Herr Rosenthal die Erfahrung machen, dass Scheitern nicht bedeutet, dass die Therapeutin zwangsläufig ihn als Person in Frage stellt oder von ihm enttäuscht ist. Gleichzeitig nutzt die Therapeutin jede Möglichkeit, seinen vulnerablen Selbstwert zu stärken, indem sie seine bisherigen Bemühungen wertschätzt und auch kleine Veränderungsschritte ausreichend würdigt.

- **»Sorge dafür, Verständnis zu erhalten«:** Die Therapeutin nimmt sich vor, Herrn Rosenthal immer wieder zu zeigen, dass sie sein Leid und seine Einschränkungen wahrnimmt und verstehen kann. Sie fragt detailliert nach, wie Herr Rosenthal seine Probleme und langjährigen Symptome begründet und versucht, mit ihm ein verständliches, gemeinsames Erklärungsmodell zu entwickeln. Sie validiert seine bisherigen Anstrengungen sowie seinen Leidensweg und anerkennt, wie schwierig seine aktuelle Ausgangslage für eigene Veränderungsschritte ist.

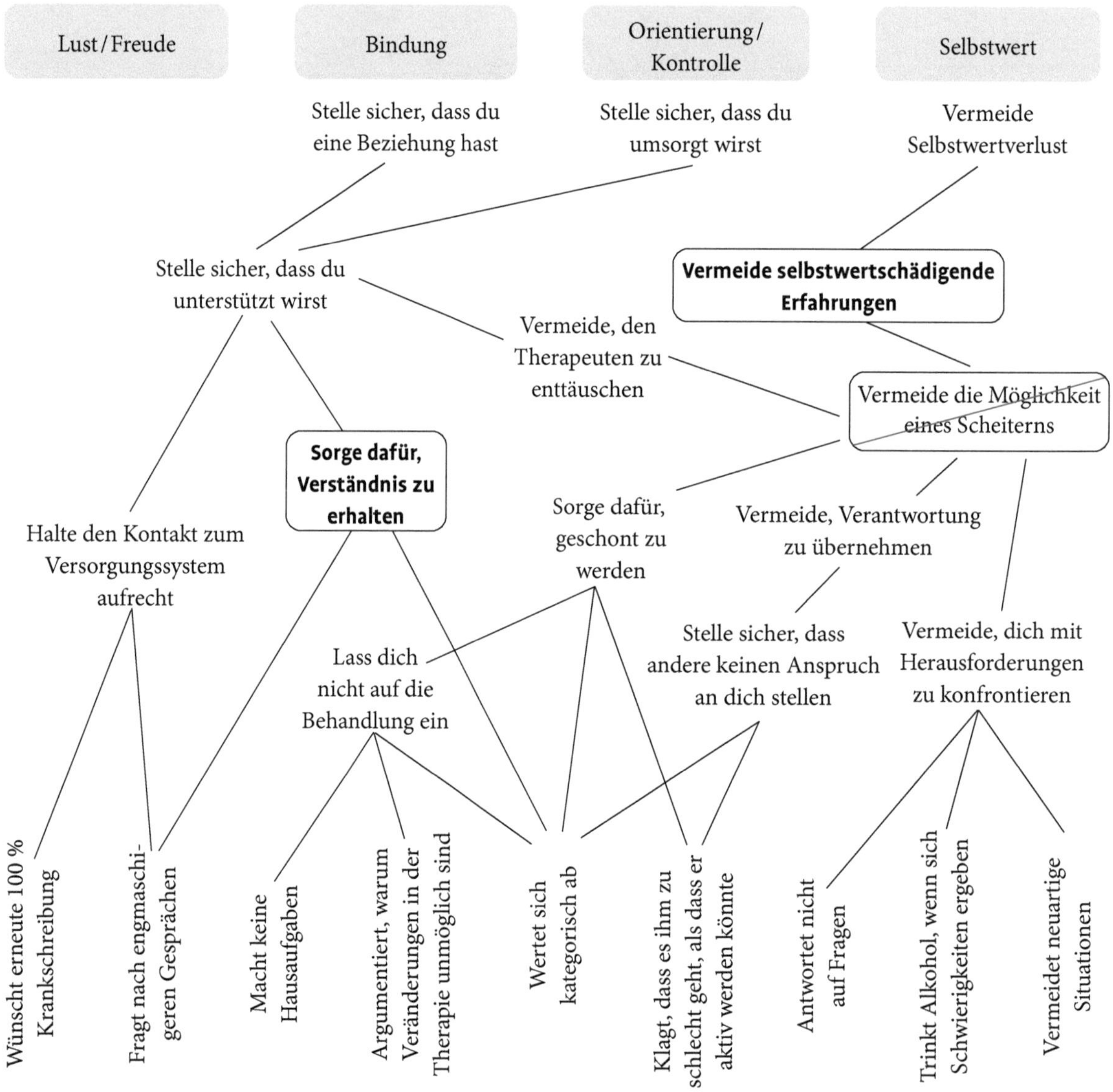


**Abbildung** Planstruktur als Basis der zu bedienenden Motive

 

# Flussdiagramm zur Auswahl von Motiven und Strategien der Beziehungsgestaltung

Folgendes Flussdiagramm (s. Abb. u.) können Sie als Vorlage nutzen, um Ihre Auswahl der geeigneten Motive der Patientin darzustellen und sich Überlegungen zu machen, welche konkreten therapeutischen Strategien dazu dienen könnten, die geeigneten Motive zu bedienen. Diese Ideen können dabei helfen, sich vor einer Therapiestunde wichtige Punkte für die Beziehungsgestaltung mit der Patientin zu vergegenwärtigen.

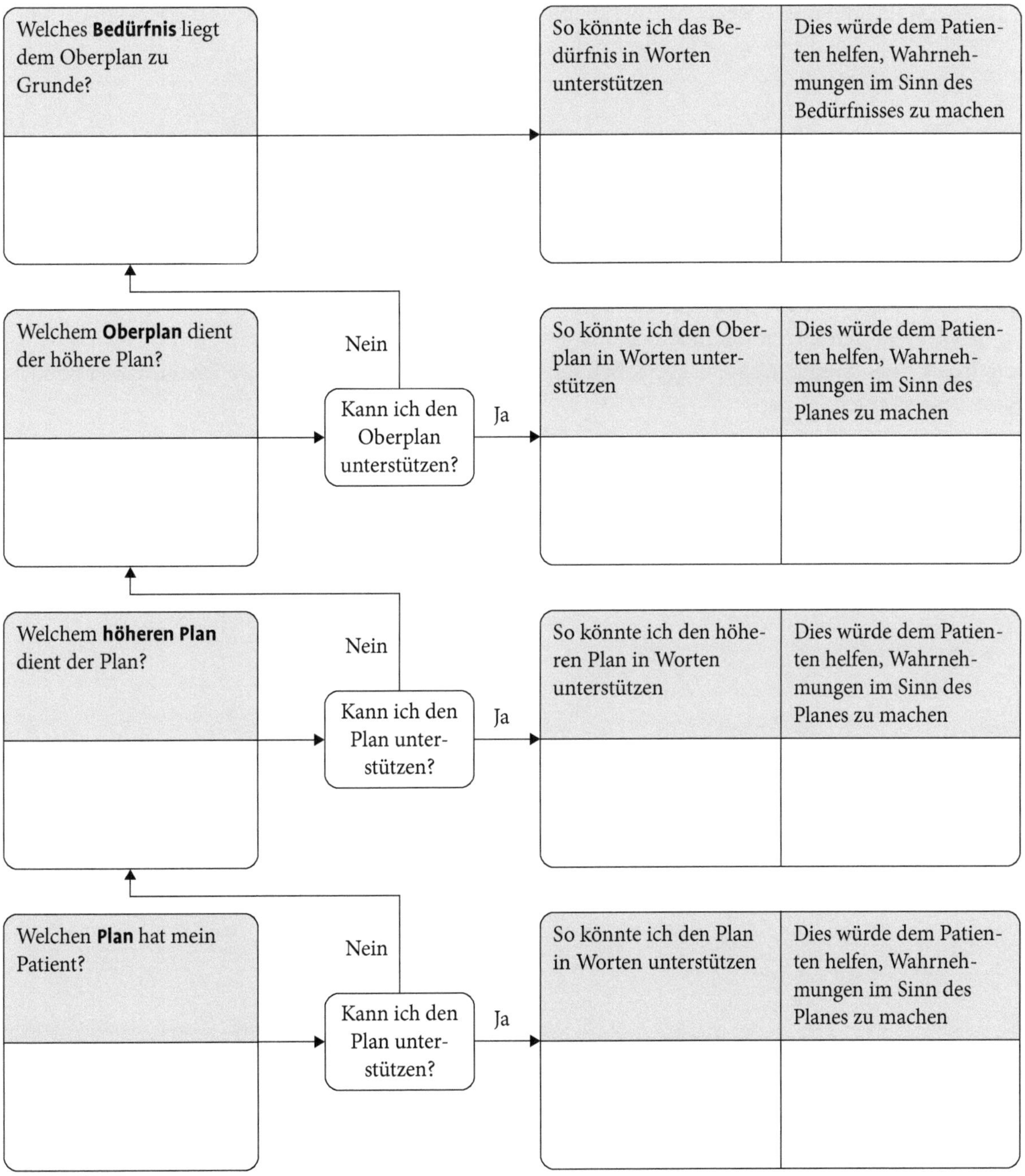


**Abbildung** Vorlage Flussdiagramm

# Flussdiagramm zur Auswahl von Motiven und Strategien der Beziehungsgestaltung

**Tipp**

Die Frage nach der Funktionalität eines Planes kann nicht immer eindeutig mit ja oder nein beantwortet werden. Ob der Plan als funktional zu bewerten ist, kann beispielsweise vom Kontext abhängen, in welchem er aktiviert wird, oder von der situativen Wichtigkeit für das Funktionieren eines Patienten. In der Realität werden Sie somit nicht selten die Einschätzung treffen: »Teils, teils«. Dann sollten Ihre weiteren Überlegungen Strategien beinhalten, wie Sie die Funktionalität des Planes erhöhen bzw. seine Dysfunktionalität reduzieren können.

**Aus der Praxis: Herr Rosenthal**

In der folgenden Abbildung ist das von der Therapeutin erstellte Flussdiagramm für die Planung der Motivorientierten Beziehungsgestaltung bei Herrn Rosenthal dargestellt. Die Therapeutin hat mithilfe der Plananalyse das zentrale Motiv »Vermeide die Möglichkeit eines Scheiterns« identifiziert. Anhand des Flussdiagramms prüft sie den zugehörigen Planstrang und hält Ideen für hilfreiche therapeutische Strategien auf verschiedenen Hierarchieebenen der Planstruktur fest.

Sie wirft vor den Therapiestunden einen kurzen Blick auf das Flussdiagramm, um sich vorzubereiten. In der Therapiesitzung bleibt sie jedoch sensibel für die in dem Moment wahrnehmbaren Bedürfnisse des Patienten.

## Flussdiagramm zur Auswahl von Motiven und Strategien der Beziehungsgestaltung

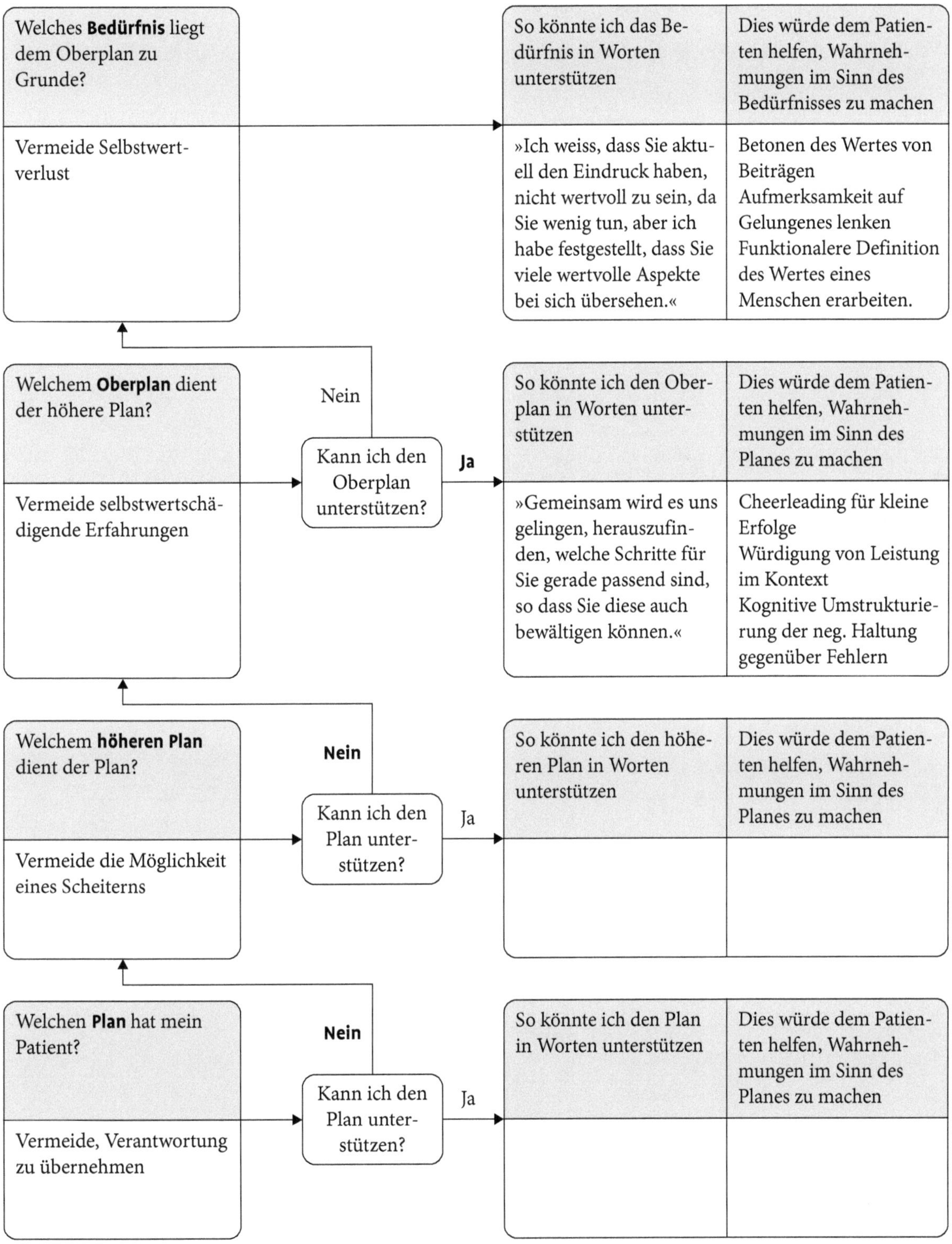


**Abbildung** Flussdiagramm für die Planung der Motivorientierten Beziehungsgestaltung bei Herrn Rosenthal

AB 4 • R

## Selbstreflexion: Untersuchung der eigenen Interaktionsmuster

Die folgenden Selbstreflexionsfragen gehen auf Grawe und Dziewas (1987) zurück.

Welche Interaktionsmuster gehen Sie bevorzugt ein? In welcher Art von Interaktion fühlen Sie sich sicher und wohl?

..................................................................................................................................

..................................................................................................................................

..................................................................................................................................

Welches Verhalten müssen Ihre Interaktionspartner zeigen, damit Sie sich besonders wohl fühlen?

..................................................................................................................................

..................................................................................................................................

..................................................................................................................................

Welches Verhalten Ihrer Interaktionspartner ist Ihnen besonders unangenehm und Sie versuchen es zu verhindern oder zu vermeiden?

..................................................................................................................................

..................................................................................................................................

..................................................................................................................................

Was sind Ihre Strategien, mit denen Sie das Auftreten dieses unangenehmen Verhaltens zu verhindern oder zu vermeiden versuchen?

..................................................................................................................................

..................................................................................................................................

..................................................................................................................................

# 6 Wie sieht ein idealtypischer Plananalyseprozess aus?

In diesem Kapitel wird der Prozess der Erstellung und Nutzung der Plananalyse anhand der Beispiele Therapieresistenz, Interaktionsauffälligkeiten und Komorbidität beschrieben. Dieser Prozess beinhaltet die folgenden Schritte:

**(1) Zusammentragen der relevanten Informationen**
Die Erstellung einer Plananalyse beginnt mit dem Sammeln und Integrieren von Informationen über Verhaltensstrategien der Patientinnen. Dabei ist insbesondere die unmittelbare Beobachtung des Interaktionsverhaltens der Patientinnen in der Therapie von Relevanz. Zum Erkennen der Instrumentalität des Verhaltens ist es hilfreich, auf die eigenen intuitiven Reaktionen zu achten, die die Patientinnen mit ihrem Verhalten bei uns auslösen. Neben der unmittelbaren Verhaltensbeobachtung werden weitere berichtete Inhalte oder schriftliche Äußerungen der Patientinnen, Rückmeldungen von Drittpersonen oder aus Akten gewonnene Informationen in die Plananalyse integriert.

**(2) Erstellen der Planstruktur**
Der Kernprozess der Plananalyse besteht im Ableiten von Plänen und motivationalen Zielen aus den vorliegenden Informationen. Die Therapeutin extrahiert, sortiert, analysiert und interpretiert mögliche Pläne, bis eine konsistente Planstruktur vorliegt. Diese dient nun als Arbeitshypothese über das motivationale Funktionieren der Patientinnen.

**(3) Identifikation therapierelevanter Besonderheiten in der Planstruktur**
Aus der so entstehenden Planstruktur leitet die Therapeutin Rückschlüsse für notwendige Individualisierungen der Therapie ab, um die Therapiebeziehung gezielt zu gestalten, Therapieziele zu formulieren und therapeutische Interventionen zu planen oder anzupassen.

**(4) Identifikation relevanter Motive für die Motivorientierte Beziehungsgestaltung**
Die Therapeutin identifiziert die wichtigsten Motive für die Motivorientierte Beziehungsgestaltung und plant konkrete interaktionelle Strategien, um die Motive zu sättigen.

**(5) Fortlaufende Überprüfung der Arbeitshypothesen aus der Plananalyse**
Die Therapeutin überprüft fortlaufend ihre Hypothesen und passt die Planstruktur und die daraus abgeleiteten therapeutischen Konsequenzen bei Bedarf an.

## Informationsblätter dieses Kapitels

**INFO 57 Der Plananalyseprozess am Beispiel Therapieresistenz**
Der Plananalyseprozess wird am Beispiel von Frau Spieß, einer Patientin mit einer therapieresistenten Alkoholabhängigkeit, beschrieben. In diesem Beispiel liegt der Schwerpunkt auf der Analyse störungsaufrechterhaltender Pläne und deren Konsequenz für die Therapieplanung.

**INFO 58 Der Plananalyseprozess am Beispiel Interaktionsauffälligkeiten**
Der Plananalyseprozess wird am Beispiel von Frau Tünc, einer Patientin mit Auffälligkeiten im interaktionellen Verhalten, beschrieben. In diesem Beispiel liegt der Schwerpunkt auf der Analyse der interaktionellen Motive und deren Berücksichtigung bei der Gestaltung der therapeutischen Beziehung.

**INFO 59 Der Plananalyseprozess am Beispiel der psychiatrischen Komorbidität**
Der Plananalyseprozess wird am Beispiel Herrn Schürchs, eines Patienten mit psychiatrischen Komorbiditäten, beschrieben. In diesem Beispiel liegt der Schwerpunkt auf der Analyse der Instrumentalität der jeweiligen Störungen untereinander und wie dies im Therapieprozess berücksichtigt werden kann.

# Der Plananalyseprozess am Beispiel Therapieresistenz

**Zusammentragen der relevanten Informationen**

Die 28-jährige Frau Spiess meldet sich in einer Suchtklinik, um Unterstützung bei der Bewältigung ihrer langjährigen Alkoholabhängigkeit zu erhalten. Seit ihrer Jugend trinkt sie Alkohol, um schmerzhafte Gefühle zu bewältigen. Rückfälle treten insbesondere in Momenten emotionaler Überforderung auf, in denen sie keine andere Möglichkeit sieht, mit ihren intensiven Gefühlen umzugehen. Sie nutzt Alkohol, um den Schmerz über schwierige und instabile zwischenmenschliche Beziehungen zu regulieren.

Frau Spiess empfindet eine tiefe Scham über ihre Abhängigkeit und erlebt sich oft als schwach und wertlos, was ihre Rückfälle noch verstärkt. Nach einem Rückfall treten gelegentlich Suizidgedanken auf, da sie sich für unfähig hält, sich selbst oder anderen gerecht zu werden. Frau Spiess berichtet von einer belastenden Kindheit, die von emotionaler Vernachlässigung, körperlicher und emotionaler Gewalt geprägt war.

Heute lebt Frau Spiess sozial isoliert und vermeidet enge Beziehungen, aus Angst, enttäuscht oder verletzt zu werden. Gleichzeitig sehnt sie sich tief nach Nähe und Anerkennung.

In der Therapie betont Frau Spiess, dass sie sich Stabilität und das Selbstvertrauen wünsche, um Rückfälle zu verhindern, jedoch im Moment nicht daran glaube, dass sich etwas verändern werde. Frau Spiess hat bereits mehrere ambulante Therapieversuche hinter sich. Daher befürchtet sie, dass auch dieser Versuch scheitern könnte, was ihre Hoffnung und Motivation erheblich beeinträchtigt. Aufgrund des bisherigen unzureichenden Therapieerfolges und des spürbaren Misstrauens entscheidet sich der Therapeut, eine Plananalyse anzufertigen (s. Abb. u.).

**Erstellen der Planstruktur**

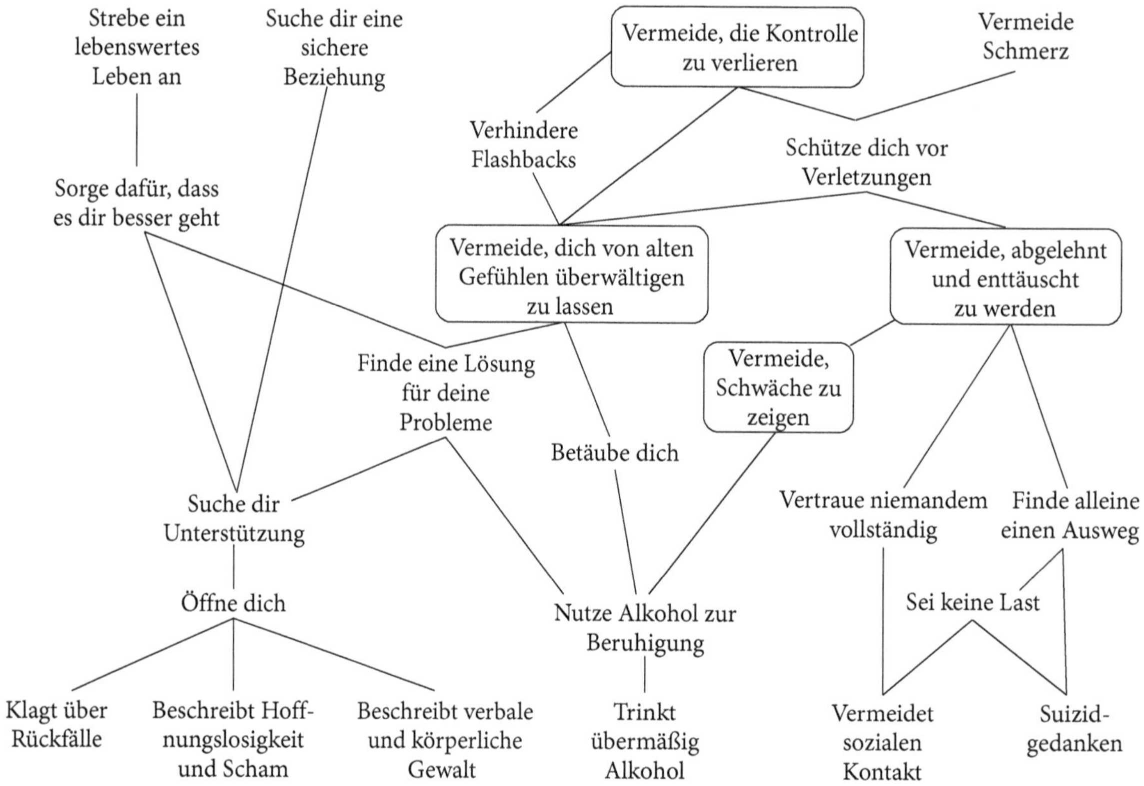


**Abbildung** Planstruktur von Frau Spiess

 

# Der Plananalyseprozess am Beispiel Therapieresistenz

**Identifikation therapierelevanter Besonderheiten in der Planstruktur**

Der Therapeut wertet folgende Pläne als primär verhaltensbestimmend: Der zentrale Plan »Vermeide, die Kontrolle zu verlieren« prägt ihr Denken und Handeln, begleitet von mehreren Unterplänen wie »Vermeide, dich von alten Gefühlen überwältigen zu lassen«, »Vermeide, abgelehnt und enttäuscht zu werden« und »Vermeide, Schwäche zu zeigen«.

Der Alkoholkonsum dient dabei als zentrale Strategie, um intensive Emotionen zu regulieren und das Zeigen von Schwäche zu vermeiden. Zugleich verstärken die wiederkehrenden Rückfälle ihr negatives Selbstbild und festigen die Überzeugung, dass sie niemals erfolgreich abstinent sein kann. Das Wechselspiel aus Vermeidungsstrategien und ihren Folgen verstärkt die destruktive Dynamik aus Rückfällen, negativem Selbstbild und Einsamkeit.

Um den Plan »Vermeide, dich von alten Gefühlen überwältigen zu lassen« überflüssig werden zu lassen, unterstützt der Therapeut Frau Spiess beim Umgang mit schmerzhaften Gefühlen. Sie üben Selbstregulationsstrategien wie Achtsamkeitstechniken und Skills. Der Therapeut achtet darauf, sein Vorgehen individuell an die Möglichkeiten von Frau Spiess anzupassen, um Überforderung zu vermeiden. Sein Ziel ist es, ihr neue Werkzeuge für die Regulation intensiver Emotionen an die Hand zu geben.

Damit der Plan »Verhindere Flashbacks« seine Notwendigkeit verliert, wird ein spezifischer Fokus auf Traumatherapie gelegt. Methoden wie EMDR (Eye Movement Desensitization and Reprocessing, inklusive Tresor und sicherer Ort) oder imaginative Techniken werden eingesetzt, um Frau Spiess zu helfen, belastende Erinnerungen zu integrieren und langfristig eine größere emotionale Stabilität zu erreichen.

**Identifikation relevanter Motive für die Motivorientierte Beziehungsgestaltung**

Der Therapeut identifiziert den Plan »Vermeide, abgelehnt und enttäuscht zu werden« als zentrales Motiv für die Motivorientierte Beziehungsgestaltung. Er legt besonderen Wert darauf, Frau Spiess ein Gefühl von Stabilität und Verlässlichkeit zu vermitteln, während er einen sicheren Ort für die Auseinandersetzung mit schmerzhaften Gefühlen und Gedanken schafft. Insbesondere, wenn sie Schwäche zeigt, signalisiert er, dass er für sie da ist und sie mit all ihrem Schmerz und ihren Nöten wertschätzt.

**Überprüfung der Arbeitshypothesen**

Der Therapeut hält die Bereitschaft und Motivation von Frau Spiess beim Erlernen von Selbstregulationsstrategien und traumafokussierten Übungen für eine Bestätigung des zentralen Plans »Vermeide, dich von alten Gefühlen überwältigen zu lassen«. Frau Spiess zeigt sich erstaunt und erleichtert darüber, dass der Therapeut ihrer »Schwäche« positiv und wertschätzend begegnet. Er geht davon aus, dass sie in der Beziehung bezüglich der Annahme: »Ich darf keine Schwäche zeigen, sonst werde ich abgelehnt« eine korrektive Erfahrung machen konnte. Das anfängliche Misstrauen von Frau Spiess legt sich und auch ihre Rückfälle treten seltener auf. Der positive Therapieverlauf validiert die Arbeitshypothesen.

## Der Plananalyseprozess am Beispiel Interaktionsauffälligkeiten

**Zusammentragen der relevanten Informationen**

Die gerade erst volljährig gewordene Frau Tünc wird durch ihre Psychologin nach zwei Therapiesitzungen aufgrund von Suizidalität zur stationären Behandlung zugewiesen. Im Zuweisungsschreiben beschreibt die Psychologin eine schwierige systemische Situation in der Primärfamilie, weswegen sie das stationäre Setting für die Patientin auch zur Distanzgewinnung von der Familie als sinnvoll erachte.

Frau Tünc berichtet, dass sie unter Antriebsschwierigkeiten und Motivationslosigkeit leide. Sie habe zudem immer wieder Suizidgedanken. Einmalig seien ihre suizidalen Impulse so stark gewesen, dass sie versucht habe, sich vom Balkon der Familienwohnung zu stürzen. Ihre Schwester habe sie abgehalten. Auf Nachfragen erwähnt sie belastende Konflikte mit ihrer Mutter und ihrer älteren Schwester, die mit der Wahl ihres Partners nicht einverstanden seien. Da dieser aus einem anderen Kulturkreis stamme, dürfe sie ihrem Vater nichts von der Partnerschaft erzählen. Bei der Erzählung spricht sie mit sehr leiser Stimme, so dass der Therapeut sich anstrengen muss, um sie zu verstehen. Sie hält die meiste Zeit über den Blick gesenkt. Auch unter Berücksichtigung der Zuweisungsdiagnose einer mittelgradigen depressiven Episode erlebt der Therapeut das interaktionelle Verhalten von Frau Tüns als auffällig. Um die Interaktionsauffälligkeiten besser zu verstehen und die therapeutische Beziehung differenziert gestalten zu können, entscheidet sich der Therapeut, eine Plananalyse zu erstellen (s. Abb. u.).

**Erstellen der Planstruktur**

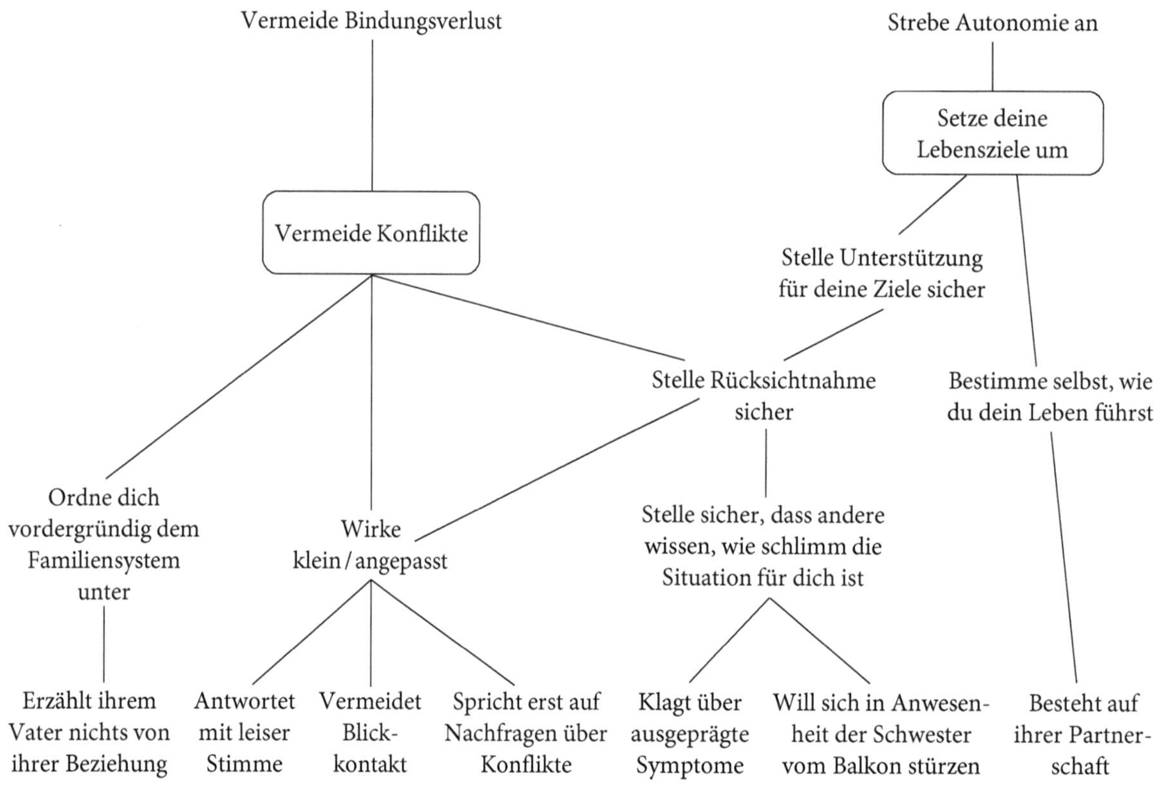


**Abbildung** Planstruktur von Frau Tünc

# Der Plananalyseprozess am Beispiel Interaktionsauffälligkeiten

**Identifikation therapierelevanter Besonderheiten in der Planstruktur**
Der Therapeut hält den Plankonflikt »Vermeide Konflikte« und »Setze deine Lebensziele um« für zentral. Er geht davon aus, dass dieser einerseits in der Familienkonstellation aktiviert ist (die Familie erwartet eine spezielle Partnerwahl von der Tochter), andererseits im Kontext der aktuellen Ablösungsphase von Frau Tünc (Entwicklung vom Kind zur Erwachsenen und Abnabelung von zu Hause). Der Therapeut bewertet zudem den Plan »Wirke klein / angepasst«, der dem Plan »Vermeide Konflikte« untergeordnet ist, als verhaltensbestimmend. Er geht davon aus, dass dieser das Selbstbild stark beeinflusst.

**Identifikation relevanter Motive für die Motivorientierte Beziehungsgestaltung**
Der Therapeut nimmt sich vor, zunächst den Plan »Stelle sicher, dass andere wissen, wie schlimm die Situation für dich ist« zu bedienen. Er fokussiert in der Therapie auf den hohen Leidensdruck und die damit verbunden Suizidgedanken, um ihr zu zeigen, wie ernst er ihr Leiden nimmt. Er betont, dass er sie bedingungslos unterstützen wird. Er validiert die Motive »Bestimme selbst, wie du dein Leben führst« und »Vermeide Konflikte«, in dem er hervorhebt, wie anstrengend ihr Bemühen sein muss, sowohl in Harmonie mit ihrer Familie zu leben und als auch ihre eigenen Bedürfnisse verwirklichen zu können.

Insbesondere das Motiv »Bestimme selbst, wie du dein Leben führst« hält er für unbedingt unterstützenswert, und verstärkt ihr Verhalten konsequent, wenn sie sich klar und eindeutig ausdrückt und selbstsicher zeigt. Er unterstützt sie bewusst, wenn sie eine andere Meinung äußert oder Vorschläge von ihm ablehnt. Er möchte ihr so korrektive Erfahrungen hinsichtlich der Angst ermöglichen, Beziehungen zu verlieren, wenn unterschiedliche Meinungen und Konflikte auftreten.

**Überprüfung der Arbeitshypothesen**
Frau Tünc lehnt zunächst den Einbezug von Schwester und Mutter in die Therapie ab. Schließlich äußert sie jedoch von sich aus den Wunsch, ihre ältere Schwester einzuladen, nachdem sie von einem Konflikt mit ihr berichtete. Dies interpretiert der Therapeut als Vertrauensbeweis. Er geht davon aus, dass sie in der Therapiebeziehung lernen konnte, dass Konflikte keinen Bindungsverlust zur Folge haben müssen. Im gemeinsamen Gespräch bekräftigt die ältere Schwester ihre Haltung (»Ich finde, dein neuer Partner ist nicht der Richtige für dich«), sichert ihr jedoch das Recht auf Freiheit und ihre Unterstützung zu (»Es ist dein Leben, und wenn ihr auch in einem Jahr noch zusammen seid, werde ich mich dafür einsetzen, dass unsere Familie ihn akzeptiert.«). Der Therapeut verweist auf die Schwester als Modell, dass in der Regel Beziehungskontinuität auch gewährleistet ist, wenn man nicht stets gleicher Meinung ist.

Die Suizidgedanken nehmen nach diesem Gespräch rasch an Auftreten und Intensität ab, wodurch sich der Therapeut in seiner Hypothese bestätigt fühlt. Frau Tünc äußert im nächsten Therapiegespräch die Einsicht, dass ihre Schwester das Recht auf eine eigene Meinung haben kann, und sie erfahren hat, dass dies keine Bedrohung darstellen muss. Sie erweitert ihr Selbstbild, indem es ihr zwar immer noch wichtig ist, freundlich und sympathisch aufzutreten, aber dass sie nicht mehr »klein« oder »angepasst« auftreten möchte (alternativer Plan: »Wirke freundlich und sympathisch«). Harmonie ist ihr weiterhin sehr wichtig, aber sie kann Konflikte besser aushalten. Dies wertet der Therapeut als Hinweis, dass die Patientin das Vermeidungsziel »Vermeide Konflikte« zunehmend in den Hintergrund treten konnte. Der positive Therapieverlauf validiert seine Arbeitshypothesen.

 

# Der Plananalyseprozess am Beispiel der psychiatrischen Komorbidität

**Zusammentragen der relevanten Informationen**

Der 37-jährige Herr Schürch wird vom Hausarzt aufgrund eines ängstlich-depressiven Zustandsbildes sowie einem erhöhten Alkoholkonsum zugewiesen. Er erfüllt in der psychiatrischen Diagnostik die Kriterien für eine leichte depressive Episode und eine Soziale Phobie. Weiter sind die Kriterien eines schädlichen Gebrauchs von Alkohol gegeben.

Die Therapeutin beobachtet Folgendes: Herr Schürch bemüht sich, alle Fragen stets gut zu beantworten. Er macht zunächst einen äußerst nervösen Eindruck, mit der Zeit entspannt er sich jedoch und erzählt freier. Immer wieder macht es den Anschein, als schäme er sich für seine Aussagen, als wisse er nicht, wie er sich hinsetzen solle oder wo er seine Hände am besten positioniere.

Herr Schürch erzählt, dass er den starken Wunsch verspürt habe, vor der Sitzung Alkohol zu trinken, da er so nervös gewesen sei. Er habe es aber nicht getan, da er sich geschämt hätte, wenn er danach gefragt worden wäre. Er berichtet, in sozialen Situationen häufig sehr angespannt zu sein. Vor etwa zwei Jahren habe er begonnen, vor Stress auslösenden sozialen Situationen Alkohol zu konsumieren. Dies habe ihm geholfen, sich zu entspannen. Mit der Zeit habe er jedoch bemerkt, dass es zur Gewohnheit wurde, in Situationen mit vielen Menschen zur vorsorglichen Beruhigung Alkohol zu trinken. Er habe sich schließlich sogar dabei ertappt, an den Alkohol zu denken, wenn er allein sei. In einer Laboruntersuchung bei seinem Hausarzt hätten sich auffällige Leberwerte gezeigt. In der Folge habe er sich bemüht, den Alkoholkonsum einzuschränken. Daraufhin sei es ihm jedoch nicht mehr so leichtgefallen, sich mit Menschen zu treffen und er habe sich sozial immer mehr zurückgezogen. Er merke jedoch, dass ihm dies nicht guttue und er sich immer deprimierter fühle. Er fühle sich auch einsam. Festzustellen, dass er auf den Alkohol kaum mehr verzichten könne, nähme ihm sein Selbstvertrauen. Aufgrund der Komorbiditäten entscheidet sich die Therapeutin, eine individuelle Fallkonzeption anzufertigen. Hierfür erstellt sie eine Plananalyse, um einen Überblick über das motivationale Funktionieren des Patienten zu erhalten und mögliche Funktionen und Wechselwirkungen der Störungen untereinander zu erkennen (s. Abb. u.).

**Erstellen der Planstruktur**

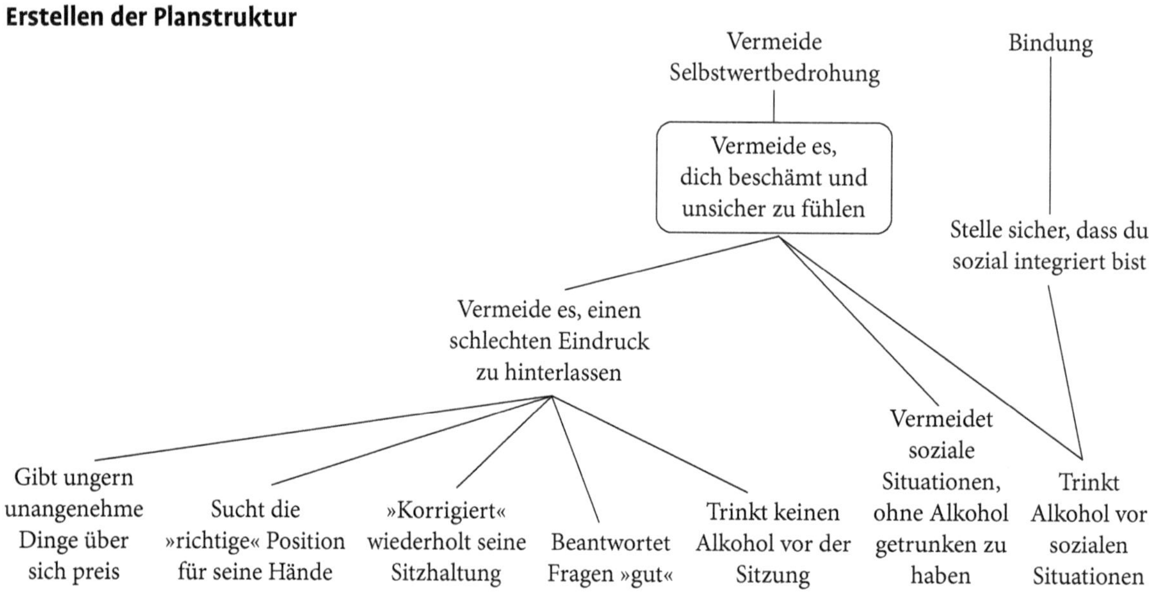


**Abbildung** Planstruktur von Herrn Schürch

 

## Der Plananalyseprozess am Beispiel der psychiatrischen Komorbidität

**Identifikation therapierelevanter Besonderheiten in der Planstruktur**

Die Therapeutin hält den sozialphobischen Plan »Vermeide es, dich beschämt und unsicher zu fühlen« für das wesentliche Motiv in ihrer Plananalyse. Sie geht davon aus, dass der Alkohol eine Bewältigungsfunktion in der Angstregulation hat und die Befriedigung des Bindungsbedürfnisses trotz des ausgeprägten Vermeidungsplans sicherstellt.

Aus Sicht der Therapeutin entstand die Depression als Folge des Wegfalls positiver Verstärkung und massiver Inkongruenz hinsichtlich des Bindungsbedürfnisses, als Herr Schürch versuchte, den Alkoholkonsum zu sistieren und sich aufgrund der Zunahme von Unsicherheit und Schamgefühlen von sozialen Kontakten zunehmend zurückzog.

**Identifikation relevanter Motive für die Motivorientierte Beziehungsgestaltung**

Die Therapeutin hält das Motiv »Vermeide Selbstwertbedrohung« für zentral für die Motivorientierte Beziehungsgestaltung. Sie möchte entsprechend zunächst den Selbstwert des Patienten stärken und die Behandlung der Sozialen Phobie priorisieren. Die Therapeutin wertschätzt die Entscheidung von Herrn Schürch, keinen Alkohol vor den Therapiesitzungen zu konsumieren. Sie schlägt ihm vor, dies als erste Übung anzusehen, sich vor einer herausfordernden interpersonellen Situation nicht mit Alkohol zu beruhigen. In den therapeutischen Sitzungen fokussiert sie stark auf frühere, von Herrn Schürch erfolgreich gestaltete soziale Situationen, in denen er sein Verhalten als kompetent wahrgenommen hat. Sie ermutigt ihn, wieder soziale Kontakte zu pflegen, ohne dass zunächst das Abstinenzziel im Vordergrund stehen würde. Um die Alkoholproblematik nicht zu vernachlässigen, vereinbaren Therapeutin und Patient, ein Protokoll zu führen, in dem er täglich seine sozialen Kontakte und seinen Alkoholkonsum protokolliert. Als gemeinsames Ziel legen sie fest, dass er soziale Situationen auch ohne Alkohol bewältigen und ihnen zunehmend gelassener begegnen kann.

**Überprüfung der Arbeitshypothesen**

Herr Schürch gewinnt durch die anerkennende, wertschätzende Haltung der Therapeutin und den ressourcenorientierten Fokus langsam an Selbstvertrauen. Er nimmt seine sozialen Kontakte wieder auf und kann »Anspannung« zunehmend als Unsicherheit und Scham benennen. Die Therapeutin fühlt sich in ihrer Annahme bestätigt, dass der Plan »Vermeide es, dich beschämt und unsicher zu fühlen« eine zentrale Funktion im psychischen Funktionieren des Patienten einnahm und dem Selbstwertschutz diente.

Herr Schürch arbeitet motiviert an der Entwicklung selbstwertstärkender Strategien, so dass Unsicherheit und Scham in sozialen Situationen langsam abnehmen. Schließlich fühlt er sich sicher genug, sich sozialen Situationen ohne vorherigen Alkoholkonsum zu stellen.

Ab diesem Zeitpunkt wird die Alkoholabstinenz zum primären Therapieziel. Herr Schürch nimmt den Alkoholkonsum als überflüssiges Sicherheitsverhalten wahr, auf das er grundsätzlich verzichten möchte. Am Ende der Therapie ist Herr Schürch in der Lage, ohne Alkohol soziale Kontakte einzugehen. Er fühlt sich in zwischenmenschlichen Kontakten weiterhin etwas unsicher, lässt sich aber durch die leichten Ängste nicht weiter einschränken. Durch den positiven Therapieverlauf wird die Arbeitshypothese validiert. Die Therapeutin vermutet, dass der Plan »Vermeide es, einen schlechten Eindruck zu hinterlassen« zwar weiterhin in sozialen Situationen aktiviert werden könnte, Herr Schürch aber sein Verhalten mit den erlernten Realitätschecks objektiver einschätzen können wird. Zudem hat er gelernt, selbstfürsorglicher mit sich umzugehen und sich in herausfordernden sozialen Situationen Mut und Zuversicht zuzusprechen.

 

# 7 FAQ

In diesem Kapitel finden Sie ausführliche Antworten auf die vier häufigsten Fragen, die uns in Supervisionen und Workshops begegnet sind.

## Informationsmaterial dieses Kapitels

**INFO 60 Woher weiß ich, dass meine Überlegungen richtig sind?**
Immer wieder stellen Lernende sich diese Frage. Wir versuchen sie auf diesem Informationsblatt zu beantworten, unter der Berücksichtigung der konstruktivistischen Natur der Plananalyse.

**INFO 61 Habe ich das »richtige« Motiv in der Motivorientierten Beziehungsgestaltung ausgewählt und wirksam umgesetzt?**
Auch wenn es auf diese Frage keine definitive Antwort gibt, ist es hilfreich, sich anhand von positiven Verlaufsindikatoren zu orientieren. Eine Auswahl finden Sie auf diesem Informationsblatt.

**INFO 62 Für was kann ich die Plananalyse und die Motivorientierte Beziehungsgestaltung in der Therapie nutzen?**
In diesem Arbeitsblatt finden Sie einen Überblick über einige Möglichkeiten, die Ergebnisse der Plananalyse für die Individualisierung der Psychotherapie zu nutzen.

**INFO 63 Wird die Plananalyse mit Patienten besprochen?**
Hier lernen Sie mehr darüber, zu welchem Zeitpunkt und wie die Plananalyse explizit in der Therapie mit Patienten besprochen werden kann.

## INFO 60 • E

# Woher weiß ich, dass meine Überlegungen richtig sind?

Spiegelt meine Plananalyse die Realität des Patienten wider? Würde eine andere Therapeutin zu ähnlichen Ergebnissen kommen? Die Frage nach der Validität und Reliabilität von Plananalysen ist zentral. Grundsätzlich gilt: Die Überlegungen in der Plananalyse haben immer den Status von Arbeitshypothesen. Überprüfen Sie entsprechend anhand des Verhaltens des Patienten fortlaufend, ob Ihre Annahmen damit vereinbar sind.

> **Merke**
>
> Die unterste Ebene des Verhaltens in der Planstruktur ist die »Prüf- und Kontrollinstanz« der Plananalyse.

Mit Franz Caspar (2018) empfehlen wir folgende Maßnahmen, um die Qualität einer Plananalyse sicherzustellen:

**(1) Strukturiert und methodisch arbeiten:** Orientieren Sie sich an den beschriebenen Prinzipien zum schrittweisen Vorgehen bei der Durchführung von Plananalysen.

**(2) Annahmen mit konkreten Beobachtungen belegen:** Stützen Sie Ihre Hypothesen und Pläne stets auf Verhaltensweisen, die Sie in der Therapie wahrnehmen. Überprüfen Sie Ihre Annahmen fortlaufend. Passen Sie die Planstruktur wenn nötig an.

**(3) Austausch mit Fachpersonen suchen:** Diskutieren Sie Ihre Hypothesen und Pläne mit Kolleginnen, Supervisorinnen oder Ausbildnerinnen, um neue Perspektiven zu erhalten und mögliche blinde Flecken zu vermeiden.

**(4) Übung macht den Meister:** Führen Sie Plananalysen regelmäßig durch, um Sicherheit in der Methode zu gewinnen und Ihre Fähigkeiten kontinuierlich zu verbessern.

**(5) Eigene Muster reflektieren:** Achten Sie auf Ihre eigenen Wahrnehmungs- und Verhaltenstendenzen und berücksichtigen Sie diese bei der Entwicklung von Hypothesen, um eine möglichst objektive Grundlage zu schaffen.

Die Erstellung einer Plananalyse sollte immer einen klaren Nutzen bringen: Sie soll uns helfen, die therapeutische Beziehung zu stärken, die Therapieplanung zu unterstützen und die Ausgestaltung einer maßgeschneiderten Therapie erleichtern. Letztlich bedeutet dies, dass unsere Überlegungen dann »richtig« waren, wenn sie uns in der Umsetzung einer erfolgreichen Therapie geholfen haben.

INFO 61 • E

# Habe ich das »richtige« Motiv in der Motivorientierten Beziehungsgestaltung ausgewählt und wirksam umgesetzt?

Die Plananalyse hilft uns, Hypothesen zu generieren, kann aber keine objektive Realität widerspiegeln. Im Vordergrund steht der Nutzen für die Gestaltung der therapeutischen Beziehung und die Planung und Umsetzung des Therapieprozesses. Letztlich sagt uns also der Erfolg in der Beziehungsgestaltung und in der Therapie, wie gut unsere Hypothesen waren und wie gut wir sie umsetzen konnten. Im Folgenden sind einige Verlaufsindikatoren beschrieben, anhand denen wir einschätzen können, ob wir auf der »richtigen Spur« sind.

**Positive Verlaufsindikatoren**

- Veränderungen im Verhalten des Patienten
  - Der Patient zeigt flexibleres Verhalten und reagiert konstruktiv auf Ihre Interventionen.
  - Es gibt weniger Widerstand oder Abwehr, wenn seine Bedürfnisse berücksichtigt werden.
- Kongruente emotionale Reaktionen
  - Ein Gefühl des »Verstanden werden« zeigt sich oft durch emotionale Entspannung und positive Rückmeldung.
- Stärkung der therapeutischen Beziehung
  - Der Patient fühlt sich besser verstanden und verhält sich offener, was zu einer Vertiefung der therapeutischen Beziehung führt.
  - Gelingt es, eine gute therapeutische Beziehung herzustellen, können wir davon ausgehen, dass der »Kern« der Motive des Patienten erfasst und in der Beziehungsgestaltung umgesetzt wurde.
- Erfolge in der Zielverwirklichung
  - Wenn Sie die Motive und Pläne richtig erkannt haben, macht der Patient Fortschritte bei der Umsetzung seiner Therapieziele.
  - Der Patient passt sein Verhalten zunehmend an seine (langfristigen) Ziele an.
  - Die positiven Veränderungen im Verhalten und in der Einstellung des Patienten sind (langfristig) erkennbar und zeigen sich auch außerhalb der Therapie.
- Abnahme von Konflikten und Inkongruenzen
  - Innere Konflikte und Inkongruenzen nehmen ab, wenn der Patient in Einklang mit seinen Bedürfnissen handelt.
- Nutzen der eigenen intuitive Reaktionen als Verlaufsindikator
  - In der Interaktion mit dem Patienten verfügen wir Therapeuten in der Regel über ein »gutes Gespür« darüber, wie gut unsere Beziehung zum Patienten ist, ob er sich gut verstanden fühlt oder ob Irritationen vorhanden sind. Caspar (2008) und Stucki (2008) empfehlen, diese eigenen intuitiven Reaktionen im Kontakt mit dem Patienten zu nutzen, um die individuellen Pläne und Motive des Patienten zu erkennen und die »Richtigkeit« unserer Hypothesen zu überprüfen.

**Wichtig**

Grundsätzlich gilt, dass das therapeutische Vorgehen fortlaufend zu überprüfen und bei fehlenden positiven Verlaufsindikatoren anzupassen ist.

# Für was kann ich die Plananalyse und die Motivorientierte Beziehungsgestaltung in der Therapie nutzen?

Die Plananalyse und die Motivorientierte Beziehungsgestaltung ermöglichen ein besseres Verständnis von Patienten, eine gezielte Gestaltung der Beziehung und individuell abgestimmte Interventionen.

**Beitrag der Plananalyse für eine wirksame Therapie**

(1) Die Probleme des Patienten verstehen: Die Plananalyse unterstützt dabei, die zugrunde liegenden Pläne, Motive und Bedürfnisse eines Patienten zu erkennen.

(2) Maßgeschneiderte Beziehungs- und Therapiegestaltung …

   (a) **… in der Beziehungsgestaltung:** Die Therapeutin gestaltet die Beziehung so, dass sie den Plänen des Patienten entspricht, etwa durch Freiräume bei einem stark ausgeprägten Bedürfnis nach Autonomie.

   (b) **… in der Zielsetzung:** Therapieziele werden so formuliert, dass sie mit den Bedürfnissen des Patienten übereinstimmen, wodurch Widerstände minimiert werden.

   (c) **… in der Methodenauswahl:** Interventionen werden flexibel und ressourcengerecht angepasst, statt starr vorgegebene Ansätze zu verfolgen.

**Wichtig**

Durch die gezielte Passung von Beziehung und Interventionen an die individuellen Motive des Patienten wird Vertrauen gestärkt, Offenheit gefördert und die Motivation erhöht, sich aktiv auf die Therapie einzulassen. Die Plananalyse und die Motivorientierte Beziehungsgestaltung schaffen so einen individuellen und effektiven Rahmen für die Gestaltung einer Therapie.

 

INFO 63 • E

## Wird die Plananalyse mit Patienten besprochen?

Die Plananalyse wird in der Regel nicht mit Patienten besprochen, da das Hauptziel ihrer Nutzung darin besteht, Therapeuten ein vertieftes Verständnis der Patienten zu ermöglichen. Falls es therapeutisch sinnvoll ist, können einzelne Pläne oder Teile einer Plananalyse gezielt mit Patienten geteilt werden.

In Anlehnung an Franz Caspar (2022) empfehlen wir, sich dabei an folgende zwei Prinzipien zu halten. Diese können bei der Entscheidung helfen, ob und in welcher Form die Plananalyse mit Patienten besprochen werden soll.

**(1) Die Plananalyse dient in erster Linie dazu, dem Therapeuten das motivationale Funktionieren des Patienten verständlich zu machen.**

Die Arbeitshypothesen der Plananalyse basieren unter anderem auf Beobachtungen aus Therapeutenperspektive, für die der Patient kein Bewusstsein hat, da ein großer Teil seines Verhaltens und seiner Pläne nicht-bewusst und nicht absichtlich gesteuert ist. Es wäre kontraproduktiv, den Patienten in der Therapie frühzeitig mit Arbeitshypothesen zu konfrontieren, die er möglicherweise nicht nachvollziehen kann.

**(2) Ausgewählte Bereiche der Plananalyse werden nur dann mit dem Patienten besprochen, wenn es therapeutisch sinnvoll ist, z. B. bei klärungsorientiertem Vorgehen.**

Die Plananalyse kann genutzt werden, um den Patienten gezielt dabei zu unterstützen, Einsicht in seine eigenen Verhaltensweisen und deren Hintergründe zu gewinnen. Diese Kommunikation sollte jedoch gezielt und schrittweise erfolgen. Der Therapeut muss gut abwägen, zu welchem Zeitpunkt im Therapieverlauf eine solche Einsicht für den Patienten hilfreich ist. Ein Therapeut kann dem Patienten vorsichtig helfen, versteckte Vorteile von Verhaltensweisen zu erkennen, indem er auf mögliche Antriebe und Muster hinweist, die das Verhalten steuern: »Ich verstehe, dass Sie wirklich darunter leiden, wie sich solche Situationen wiederholt entwickeln, und dass Sie nicht absichtlich so handeln. Oft gibt es einen verborgenen Vorteil, der solches Verhalten antreibt. Lassen Sie uns gemeinsam überlegen, was das sein könnte.« (Caspar 2022, S. 231)

Häufig arbeitet der Therapeut mit dem Patienten daran, eine vereinfachte Struktur zu entwickeln, z. B. eine Mini-Planstruktur mit sechs bis acht Elementen auf höchstens drei bis vier Hierarchieebenen (auf Papier oder einem Whiteboard). Dies hilft, die Plananalyse verständlich und zugänglich zu machen, ohne den Patienten mit der vollen Komplexität zu überfordern.

**Merke**

Die Plananalyse wird nicht vollständig mit dem Patienten geteilt, da ihr Hauptziel darin besteht, dem Therapeuten ein tiefes Verständnis des Patienten zu ermöglichen. Teile der Analyse können jedoch zum richtigen Zeitpunkt besprochen werden, um therapeutische Fortschritte zu fördern.

 

# II Die Plananalyse und Motivorientierte Beziehungsgestaltung im Einsatz

# 8 Fallbeispiele

Wir haben die Fallbeispiele dieses Kapitels ausgewählt, um mehrere Ziele zu erreichen. Wir möchten zeigen,

- wie unterschiedlich Planstrukturen aussehen können: In vielen Therapiesituationen sind einfache Skizzen (grafisch) oder Teile von Planstrukturen ausreichend aussagekräftig und zweckmäßig. Die breite Validierung anhand des Verhaltens der Patientinnen denken wir mit, ohne dass wir die einzelnen Verhaltensweisen schriftlich festhalten. Je nach Kontext kann es jedoch notwendig sein, eine detaillierte und gut abgestützte Planstruktur zu erstellen. Diese kann dann unter Umständen komplex sein, dafür sind deren Nachvollziehbarkeit und Validierung unmittelbar ersichtlich.
- wie Plananalysen für die Therapieplanung und Umsetzung unterschiedlich genutzt werden können: In manchen Fällen dienen die Erkenntnisse der Plananalyse dazu, Interventionen gezielt zu steuern und anzupassen. In anderen Fällen helfen sie, zentrale Themen für die Therapie überhaupt erst sichtbar zu machen.

Gleichzeitig setzt uns das Buchformat Grenzen, so dass sich in der geforderten Knappheit die Komplexität eines Falls natürlich nicht in einer vollständigen Fallkonzeption darstellen lässt. In jedem Beispiel wird deshalb ein spezifischer Aspekt besonders hervorgehoben. Die Fallbeispiele stehen exemplarisch für die Einsatzbereiche der Plananalyse und verdeutlichen die große Bandbreite an Nutzungsmöglichkeiten für den Therapieprozess.

## Informationsmaterial dieses Kapitels

**INFO 64 Fallbeispiel: Depression**
Im Fallbeispiel von Frau Zenker, einer Patientin mit einer chronischen Depression, wird der Nutzen der Plananalyse für die Erstellung der Fallkonzeption hervorgehoben. Es wird beschrieben, wie die Plananalyse die einzelnen Teile der Wirkfaktoren spezifischen Fallkonzeption und Therapieplanung nach Tschitsaz und Stucki (2013) prägt.

**INFO 65 Fallbeispiel: Persönlichkeitsstörung**
Am Beispiel von Herrn Nunes, einem Patienten mit einer Persönlichkeitsstörung, wird der therapeutische Prozess auf der Grundlage einer Plananalyse beschrieben. Im Fokus steht hier die Erarbeitung unterstützenswerter Motive und die sich darauf stützende Erstellung eines Störungsmodells. Die Nutzung des Flussdiagramms wird in diesem Beispiel vorgestellt.

**INFO 66 Fallbeispiel: Somatoforme Störung**
Am Beispiel von Frau Gehri, einer Patientin mit einer teilremittierten somatoformen Störung, wird der Therapieprozess auf der Grundlage einer Plananalyse beschrieben. Im Fokus steht die Identifikation der krankheitsaufrechterhaltenden Faktoren im motivationalen System und die anschließende Bearbeitung des identifizierten Störungsprozesses.

**INFO 67 Fallbeispiel: Suizidales Erleben und Verhalten**
Am Beispiel von Frau Mehringer, einer Patientin mit Status nach Suizidversuch, wird der therapeutische Prozess anhand einer Plananalyse beschrieben. Im Mittelpunkt steht die Erarbeitung eines Verständnisses für das suizidale Verhalten (die Gründe für den Tod).

# Fallbeispiel: Depression

**Übersicht**

In diesem Fallbeispiel steht der Nutzen der Plananalyse für die Erstellung einer maßgeschneiderten Fallkonzeption im Fokus. Es wird beschrieben, wie die Plananalyse die einzelnen Bereiche der wirkfaktorenspezifischen Fallkonzeption und Therapieplanung nach Tschitsaz und Stucki (2013) prägt. Im Folgenden beschränken wir uns auf den Einfluss der Informationen aus der Plananalyse für die Fallkonzeption. Die Ausarbeitung einer vollständigen Fallkonzeption basiert auf weiteren Informationsquellen wie klinischer Anamnese, Fremdanamnese, Vorberichten, Messinstrumente etc.

**Fallbeschreibung Frau Zenker**

Frau Zenker meldet sich in der ambulanten Spezialsprechstunde für Therapieresistenz und wünscht eine Abklärung und Behandlung ihrer seit vielen Jahren bestehenden Depression. Sie sei ein schlechter Mensch, falle anderen nur zur Last, sie denke, es wäre besser, sie sei tot. Jeder Tag sei für sie ein Kampf. Sie habe schon alles unternommen, damit es ihr besser gehe: Seit Jahren habe sie verschiedene Behandlungen erhalten, auch Medikamente hätten ihr nicht geholfen. Mittlerweile sei sie mutlos geworden, weil jeder Therapieversuch, den sie unternommen habe, gescheitert sei.

Ihr Leben sei eine Aneinanderreihung von Tiefschlägen und Misserfolgen. Als Jugendliche sei sie vergewaltigt worden. In den Beziehungen, die sie in der Folge als Erwachsene erlebt habe, sei es immer wieder zu physischer und psychischer Gewalt gekommen. Mittlerweile habe sie keine Beziehungen mehr, um nicht erneut negative Erfahrungen zu machen. Sie leide unter starken Schuldgefühlen. Sie gehe davon aus, dass sie ein schlechter Mensch sein müsse, deshalb würden andere Menschen so mit ihr umgehen. Alle außer vielleicht ihre Eltern würden sie verachten und niemand wolle mehr mit ihr zusammen sein. Mittlerweile lebe sie sehr zurückgezogen, Menschenansammlungen machten ihr Angst. Sie wage es nicht mehr, auf andere Menschen zuzugehen.

Immer wenn sie eine neue Therapie angefangen habe, sei sie guten Mutes gewesen und habe sich angestrengt, aber es habe sich trotzdem bisher nichts geändert. Dennoch werde sie alles tun, um einen erneuten Versuch zu machen, wenn es nur ein bisschen Hoffnung gäbe. Sie werde alles machen, was der Therapeut sage oder von ihr verlange.

## Fallbeispiel: Depression

Nach den Schilderungen der Patientin erstellt der Therapeut folgende Plananalyse:

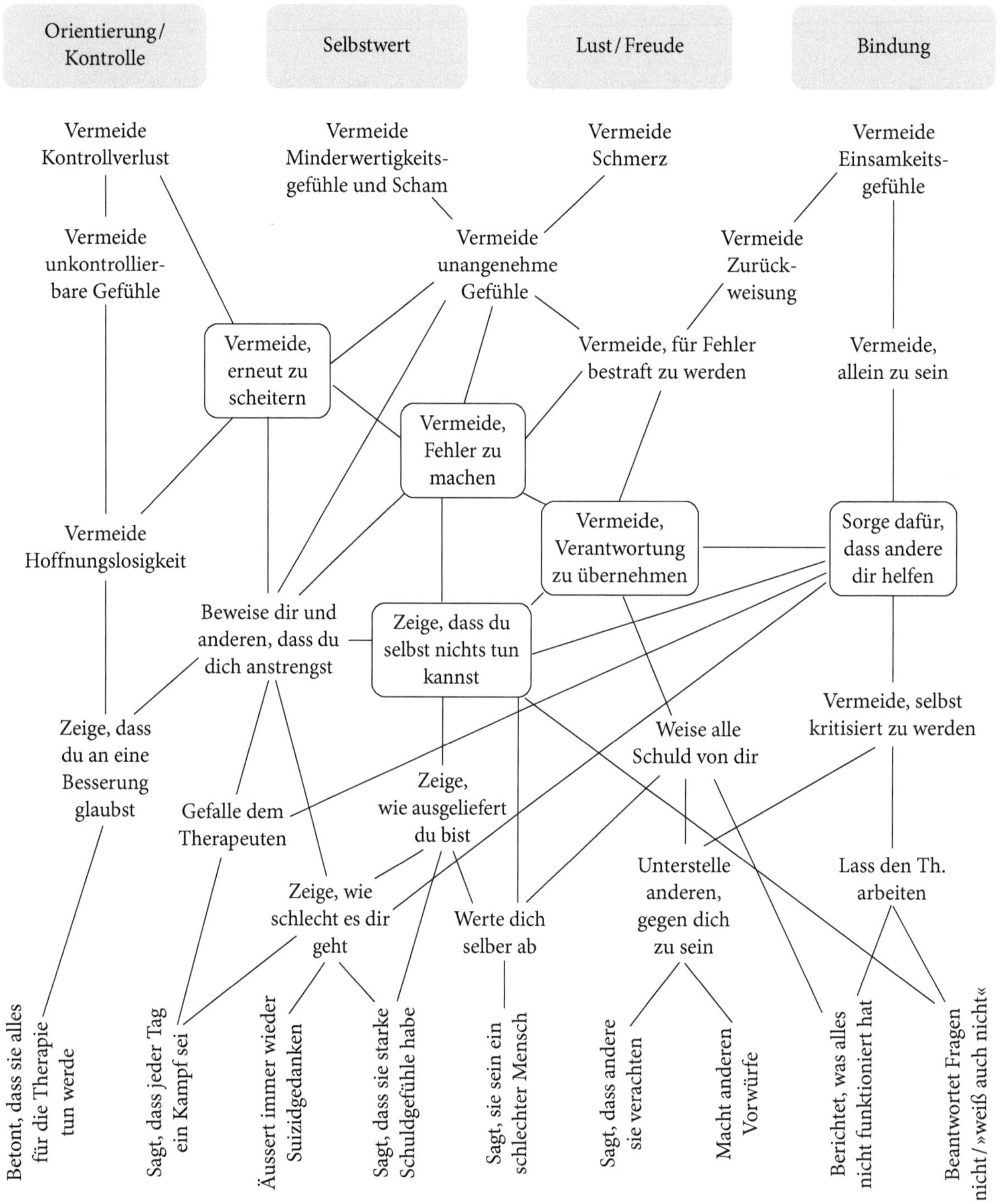


**Abbildung** Planstruktur von Frau Zenker

## Fallbeispiel: Depression

Als zentrale Pläne zeigen sich: »Vermeide, erneut zu scheitern« mit den Unterplänen: »Vermeide, Fehler zu machen« und »Vermeide, Verantwortung zu übernehmen«. Der größte Teil des psychischen Funktionierens von Frau Zenker erscheint darauf ausgerichtet, noch mehr Schaden zu verhindern und noch mehr unangenehme Gefühle zu vermeiden, während kaum Pläne ersichtlich sind, um angenehme Erfahrungen herbeizuführen. Weite Teile des Verhaltens der Patientin inklusive ihres Störungsverständnisses werden durch Vermeidung bestimmt.

**Wirkfaktorengestützte Fallkonzeption und Therapieplanung**

**Problembereiche, Belastungen, Konflikte.** Depressive Symptome wie Niedergeschlagenheit, Antriebslosigkeit, Schuld- und Schamgefühle stellen eine starke Belastung dar. Ungünstiges Beziehungsverhalten führt zu Konflikten und verstärkt den Verlust des sozialen Netzes. Die ausgeprägten Vermeidungsstrategien behindern eine erfolgreiche Problembewältigung und halten die Symptome aufrecht.

**Behandlungsziele für die Therapie.** Als Behandlungswunsch äußert Frau Zenker, endlich von ihrer Depression zu genesen. Konkretere Therapieziele kann die Patientin zunächst nicht benennen. Sie gibt an, schon lange keine Wünsche mehr zu haben, da diese stets nur enttäuscht würden. Der Plan »Vermeide, erneut zu scheitern« scheint Frau Zenker so stark zu beeinflussen, dass sie sich nicht mehr damit befasst, was ihr im Leben wichtig ist und was sie als erstrebenswert erachtet. Als zentrales Therapieziel neben der Besserung der depressiven Symptome vereinbaren Frau Zenker und der Therapeut, sich ausreichend Zeit zu nehmen, um herauszufinden, welche Werte, Ziele und Wünsche Frau Zenker für erstrebenswert hält und als Lebensinhalte definieren könnte.

**Therapeutische Beziehungsgestaltung.** Der Therapeut richtet seine Beziehungsgestaltung an den zentralen Motiven »Vermeide, erneut zu scheitern« mit den Unterplänen »Vermeide, Fehler zu machen« und »Vermeide, Verantwortung zu übernehmen« aus. Er achtet sehr darauf, der Patientin zunächst ausreichend Sicherheit zu geben und Unterstützung anzubieten, dies aber nur in dem Ausmaß, wie das unbedingt notwendig ist, um die Patientin nicht zu überfordern und ein erneutes »Scheitern« zu verhindern. Gleichzeitig verstärkt er von Beginn an jegliche Versuche und Bemühungen der Patientin, sich selbst zu helfen, wieder aktiv zu werden und auf Menschen zuzugehen. Er nimmt sich vor, ein verlässlicher Rückhalt und eine Stütze gerade dann zu sein, wenn Versuche und Bemühungen der Patientin nicht zum Ziel führen sollten und die Patientin die bekannten Gefühle von Minderwertigkeit und Versagen erleben könnte. Der Therapeut möchte die Patientin so die Erfahrung machen lassen, dass Scheitern oder ausbleibender Erfolg nicht mit Vorwürfen, Abwertung und Beziehungsabbruch verbunden sind, und sie entsprechend Mut fassen kann, es erneut zu versuchen. Als zentral für die Therapiebeziehung erachtet der Therapeut, nicht selbst enttäuscht zu reagieren, wenn sich Frau Zenker trotz Motivationsversuchen nicht auf Interventionen einlassen kann oder sich zeitnah keine Erfolge einstellen. Er weiß, dass er sich dann nicht hilf- und ratlos zeigen sollte, sondern beharrlich bleiben und weiter Veränderung anstreben und dabei zugewandt und zuversichtlich bleiben sollte.

**Ressourcenaktivierung.** Der Therapeut beabsichtigt, den Plan »Gib die Hoffnung nie auf« als zentrale Ressource zu nutzen, wenn sich trotz Bemühungen keine Erfolge einstellen. Er lässt die Patientin ausführlich schildern, wie sie sich nach Rückschlägen in ihrem Leben immer wieder aufgerappelt hat und was ihr geholfen hat, trotz Einschränkungen ihrer Lebensqualität nie aufzugeben.

# Fallbeispiel: Depression

**Erklärungs- und Veränderungsmodell Patientin**
Frau Zenker fühlt sich ihren depressiven Zuständen gegenüber ausgeliefert und hilflos. Sie gibt Anderen die Schuld an ihrem Leiden oder macht ihnen Vorwürfe, sie in ihrer Not allein gelassen zu haben. Hoffnung auf Besserung sehe sie nur, wenn der Therapeut ihr genau sage, was sie tun müsse, oder allenfalls durch neue Medikamente.

Aufgrund der Plananalyse kann der Therapeut das Erklärungs- und Veränderungsmodell der Patientin gut verstehen. Die über Jahre gemachte Erfahrung, dass sich die Depression nicht bessert, hat das Gefühl, selbst etwas bewirken zu können, stark vermindert. Der Therapeut erkennt, dass er sich besonders viel Zeit wird nehmen müssen, um ein gemeinsames Veränderungsmodell zu entwickeln und Frau Zenker in ihrer Selbstwirksamkeitserwartung zu stärken.

**Erklärungs- und Veränderungsmodell des Therapeuten**
**Störungsspezifische Perspektive: Welche Symptome halten die Störung aufrecht?** Mit der Erstellung der Plananalyse wird dem Therapeuten klar, dass die therapeutische Herausforderung bei Frau Zenker darin besteht, die störungsspezifische Depressionsbehandlung so zu planen, dass sie das Grundvertrauen in ihre Fähigkeiten wiedergewinnt. Die fehlende Selbstwirksamkeitserwartung mit dem vorherrschenden Gefühl der Hoffnungslosigkeit hält die Störung aufrecht. Die störungsspezifischen therapeutischen Interventionen müssen entsprechend in ganz kleinen Schritten geplant werden, um die Patientin nicht zu überfordern und rasch erste kleine Erfolgserlebnisse zu erzielen. Er illustriert dies anhand der Depressionsspirale, mit der ersichtlich wird, dass kleine Erfolge Anstoß zu einer Aufwärtsbewegung geben können. Der Therapeut achtet bei der Verhaltensaktivierung besonders darauf, dass die Patientin Verhalten auswählt, das sie schon kennt und früher gerne gemacht hat. Zudem soll sie sich nur wenige Verhaltensweisen vornehmen und bei Gelingen zunehmend erweitern.
**Motivationale Perspektive: Welche motivationalen Konflikte bestehen bei der Patientin?** Als zentrale Problematik aus motivationaler Perspektive betrachtet der Therapeut das grundlegende Vermeidungsverhalten von Frau Zenker, das aus dem zentralen Plan »Vermeide erneutes Scheitern« resultiert. Er erkennt mehrere motivationale Konflikte. Frau Zenker meldet sich zwar für eine erneute Therapie, lässt sich dann aber doch nicht richtig auf die Behandlung ein. Sie lehnt Vorschläge und Interventionen aus Angst vor Versagen ab (Konflikt: »Gib die Hoffnung nicht auf« vs. »Vermeide Fehler und Rückschläge«. Trotz des Wunsches nach Beziehung fällt es ihr schwer, sich auf Menschen einzulassen und sie zeigt sich zunächst auch dem Therapeuten gegenüber misstrauisch (Konflikt: »Suche Nähe« vs. »Vermeide erneute Enttäuschung«). Der Therapeut nimmt sich vor, Frau Zenker zunächst vor allem in der therapeutischen Beziehung bedingungslosen Rückhalt und ausreichend Sicherheit zu geben, so dass sich Frau Zenker zunehmend auf die Therapie und Verhaltensänderungen einlassen kann.
**Problembewältigungsperspektive: Wie geht die Patientin Probleme an und wie reguliert sie ihre Emotionen?** In der Therapie lehnt Frau Zenker zunächst alle Verhaltensänderungen ab, mit der Begründung, dass diese doch nicht funktionieren würden. Vertiefungsfragen des Therapeuten beantwortete sie nur unzureichend oder mit »Ich weiß es nicht«. Gleichzeitig betont sie immer wieder, wie schwer auszuhalten ihr Zustand sei und dass sie des Lebens überdrüssig sei. Sie äußert die Sorge, Übungen nicht so umsetzen zu können, wie der Therapeut das möchte. Die Pläne »Vermeide, Verantwortung zu übernehmen«, »Vermeide Fehler und Rückschläge« beeinflussen somit auch die Strategien, die die Patientin anwendet, um mit ihren Problemen umzugehen und ihre Emotionen zu regulieren.

 

## Fallbeispiel: Depression

Der Therapeut erachtet es als zentral, in der Therapie die Dysfunktionalität von grundlegendem Vermeidungsverhalten für die Bedürfnisbefriedigung anzusprechen. Er möchte Frau Zenker ermutigen, sich zunehmend auch unsicheren Situationen auszusetzen und Risiken einzugehen, um überhaupt die Chance auf Erfolgserlebnisse zu haben. Als neue Coping-Strategie möchte er mit ihr den Plan entwickeln: »Versuche es, ansonsten hast du von vornherein verloren«, welcher die alten Pläne ablösen soll.

**Interpersonale Perspektive: Wie gestaltet die Patientin ihre Beziehungen und in welchem systemischen Umfeld bewegt sie sich?** Frau Zenker hat sich aufgrund negativer Erfahrungen zunehmend von ihren Mitmenschen zurückgezogen. In den wenigen verbliebenen Beziehungen zeigt sie sich negativistisch und klagsam und macht anderen Vorwürfe, dass sie sich zu wenig um sie kümmern würden. Gleichzeitig fühlt sie sich einsam und äußert den Wunsch, wieder Kontakte aufzubauen. Das Beziehungsverhalten von Frau Zenker erachtet der Therapeut als geprägt von der Strategie »Lieber keine Beziehungen als erneut enttäuscht zu werden«. Zusätzlich schafft das klagend-feindselige Verhalten Distanz und führt zu Konflikten in den wenigen Beziehungen, die sie noch hat. Der Therapeut nimmt sich vor, Frau Zenker zu ermutigen, sich wieder auf Beziehungen einzulassen, erarbeitet aber gleichzeitig mit ihr in Situationsanalysen und Rollenspielen günstigeres, freundlich-zugewandtes Verhalten, damit es Frau Zenker auch gelingt, wieder positive Beziehungserfahrungen zu machen.

**Perspektive der Entwicklungsanforderungen: In welcher Lebensphase befindet sich die Patientin und welche Anpassungen werden in dieser Phase von ihr gefordert?** Frau Zenker befindet sich in der Mitte ihres Lebens. Während andere auf dem Höhepunkt der beruflichen Karriere und in ein gutes soziales Netz eingebunden sind, hat Frau Zenker den Eindruck, in allen Bereichen ihres Lebens versagt zu haben. Ihre Krankheit bestimmt das ganze Leben, Ziele hat sie keine mehr. Der Therapeut erachtet es als zentral, mit Frau Zenker neue Pläne zu entwickeln, die ihrem Verhalten eine Perspektive für die zweite Lebenshälfte geben können, z. B. »Suche dir ein neues Hobby«, »Kümmere dich um andere Menschen, die an Depressionen leiden«.

**Somatisch-biologische Perspektive: Wie beeinflussen genetische Aspekte und somatische Probleme die Störung? Welche medizinischen Behandlungsmöglichkeiten bestehen?** Die leitlinienkonforme Behandlung von chronischer Depression beinhaltet die Kombination von Psychotherapie und Pharmakotherapie. Der Therapeut ermutigt Frau Zenker, auch den Behandlungspfeiler *Medikamente* weiter zu nutzen. Er erachtet es gleichzeitig als zentral, dass Frau Zenker mögliche Fortschritte nicht nur auf die Medikation attribuiert, sondern auch mit Verhaltensänderungen verbindet, um ihre Selbstwirksamkeit zu stärken.

# Fallbeispiel: Persönlichkeitsstörung

Herr Nunes wird durch den Hausarzt für eine psychotherapeutische Behandlung angemeldet mit der Diagnose einer Anpassungsstörung nach Kündigung des Arbeitsplatzes. Er empört sich gegenüber dem Therapeuten über die ihm nicht nachvollziehbare Kündigung, die er der Inkompetenz seines Vorgesetzten anlastet. Er habe stets großartige Leistungen erbracht. Obwohl es ein Leichtes sei, eine neue, bessere Arbeitsstelle zu finden, belaste ihn diese Kündigung, da dadurch »alte Wunden« aufgerissen würden. Er sei von seinen Eltern nie gewürdigt worden, sondern habe lernen müssen, mit vielen Abwertungen umzugehen. In der Testung mit SCID-5-PD erfüllt Herr Nunes die Kriterien einer Narzisstischen Persönlichkeitsstörung. Der Therapeut erstellt aufgrund seiner Verhaltensbeobachtungen die folgende Plananalyse:

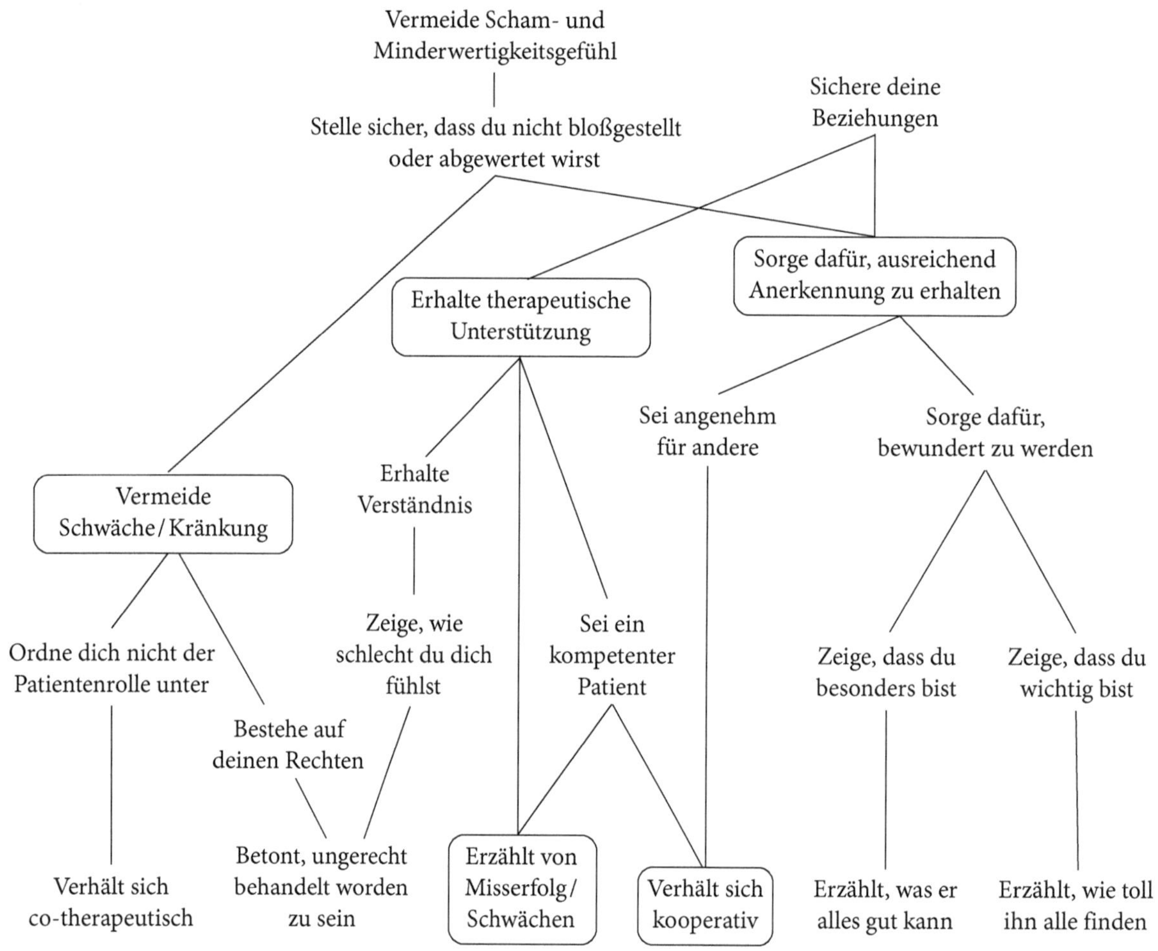


**Abbildung** Planstruktur von Herrn Nunes

In der Plananalyse zeigen sich deutlich die »Narben des abwertenden Elternhauses« im aktuellen motivationalen Funktionieren von Herrn Nunes. Der Therapeut interpretiert die Pläne: »Vermeide Schwäche / Kränkung« und »Sorge dafür, ausreichend Anerkennung zu erhalten« als Plankomponenten des Schemas »Würde schützen«, mit dem zentralen Plan »Stelle sicher, dass du nicht bloßgestellt oder abgewertet wirst«. Er untersucht die Planstruktur genauer, um unterstützenswerte Motive zu finden. Die konkreten Überlegungen hierzu finden sich in der folgenden Abbildung.

# Fallbeispiel: Persönlichkeitsstörung

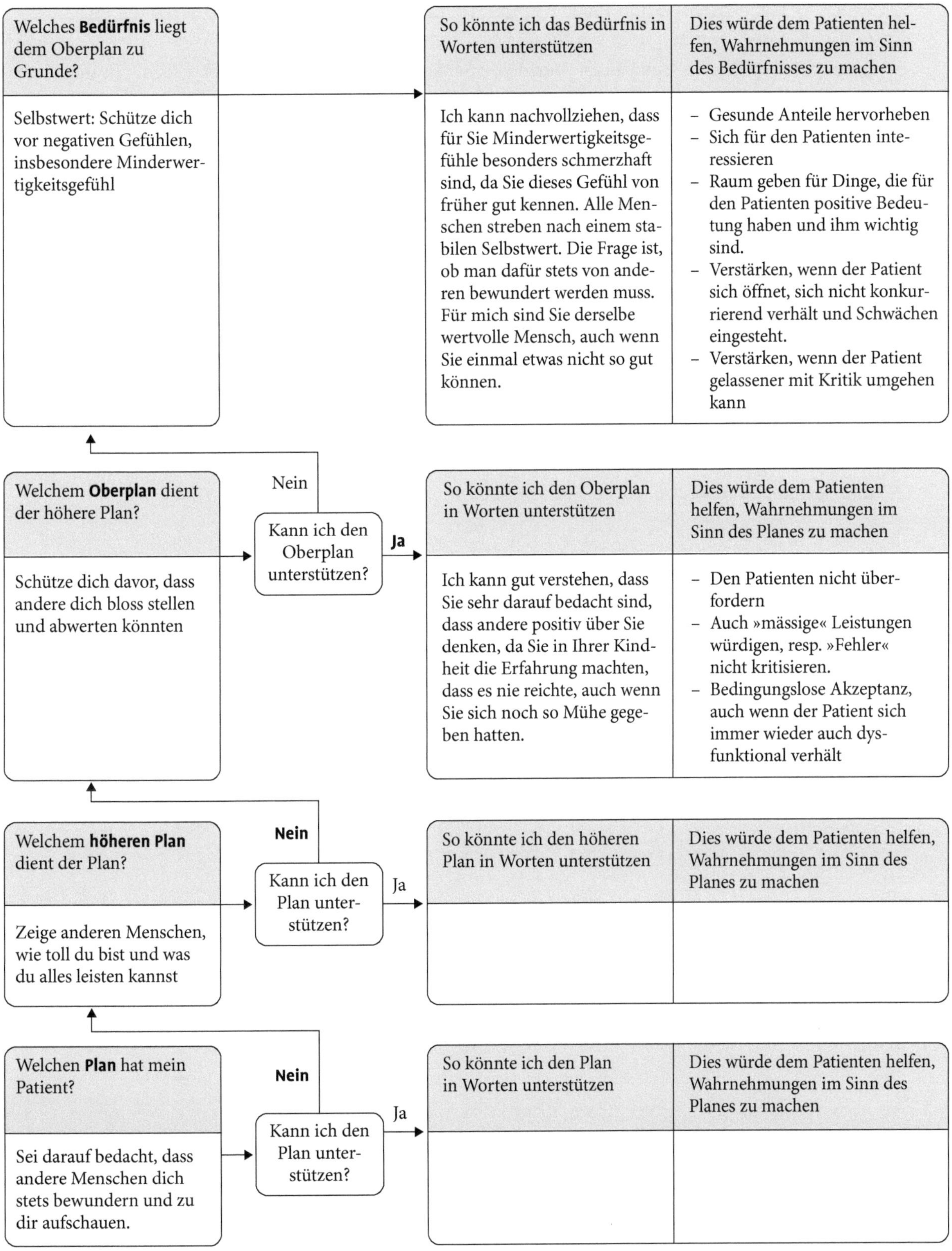


**Abbildung** Flussdiagramm von Herrn Nunes

## Fallbeispiel: Persönlichkeitsstörung

Folgende Verhaltensweisen und Pläne hält der Therapeut zudem für bedeutsam für die Beziehungsgestaltung (in der Plananalyse umrandet):

- Er möchte den Vermeidungsplan »Vermeide Scham- und Minderwertigkeitsgefühl« in der Therapie so wenig wie möglich aktivieren und im späteren Verlauf adressieren.
- Er möchte Herr Nunes bei jeder Gelegenheit Anerkennung aussprechen.

Folgende Verhaltensweisen und Pläne hält er für unterstützens- / verstärkenswert (in der Plananalyse umrandet): »Erzählt von Misserfolg / Schwächen«, »Verhält sich kooperativ« und »Erhalte therapeutische Unterstützung«. Der Therapeut plant Herrn Nunes zu verstärken, wenn immer er sich kooperativ verhält oder seine Schwächen preisgibt. Er wird betonen, dass er ihn therapeutisch jederzeit bedingungslos unterstützen wird, auch wenn sich Rückschläge oder Misserfolge einstellen sollten.

Der Therapeut investiert viel Zeit, um gemeinsam mit Herr Nunes ein passendes Störungsmodell zu entwickeln. Herr Nunes erlebt als sehr schmerzhaft, dass seine besonderen Leistungen nicht ausreichend gewürdigt werden. Es ist für ihn jedoch nachvollziehbar, dass er in diesem Punkt aufgrund seiner persönlichen Geschichte eine spezielle Verletzbarkeit besitzt. Gemeinsam stellen sie fest, dass Herr Nunes Wege finden musste, um die Abwertungen seiner Eltern nicht zu nah an sich heranzulassen. Die Einordnung und Würdigung der ungünstigen Verhaltensweisen als geprägter kompensatorischer Schutzmechanismus vereinfacht es Herrn Nunes, innere Distanz zu ihnen einzunehmen.

 

## Fallbeispiel: Somatoforme Störung

Frau Gehri, 32 Jahre alt, wünscht die Wiederaufnahme einer Psychotherapie, da sie feststellt, dass sie nach Beendigung einer ersten ambulanten Psychotherapie nicht »weiterkommt«. Sie schildert der Therapeutin, wie sie in der ersten Therapie ein Verständnis entwickelt habe, dass sie sich schonen müsse, nachdem ihr Körper davor »völlig zusammengebrochen« sei. Sie bemühe sich nun seit zwei Jahren darum, auf sich selbst Rücksicht zu nehmen. Sie merke jedoch, dass sie immer wieder in Situationen gerate, in denen ihr Körper »überfordert sei«. Sie könne die körperlichen Beschwerden zwar inzwischen als Stresssymptome einordnen, empfinde sie dennoch als sehr belastend. Insbesondere plagten sie gastrointestinale und kardiale Symptome (diffuse Bauchschmerzen, Herzflattern und Engegefühle in der Brust). Die Therapeutin erstellt nach der Anamneseerhebung eine Plananalyse (s. folgende Seite).

Als zentrale problemaufrechterhaltende Pläne ordnet die Therapeutin die Vermeidungspläne »Vermeide, dich schwierig oder defizitär zu zeigen«, »Vermeide Konflikte« und »Vermeide, verzichtbar zu sein« ein. Sie nimmt an, dass diese Pläne dazu dienen, einen für Frau Gehri bedrohlich wirkenden Beziehungsabbruch zu verhindern.

Das Motiv »Steh für dich ein« hält die Therapeutin dagegen für unbedingt unterstützenswert und betrachtet das dazugehörige Verhalten als eine wichtige therapeutische Ressource. Das Motiv »Achte auf Selbstfürsorge« möchte sie als übergeordnetes Motiv zwar unterstützen, erachtet aber den dazugehörenden Unterplan »Vermeide das Auftreten von Symptomen!« im Kontext der somatoformen Störung als eher störungsaufrechterhaltend. Die zentralen problemaufrechterhaltenden Pläne »Vermeide, dich schwierig oder defizitär zu zeigen!«, »Vermeide Konflikte« und »Vermeide, verzichtbar zu sein« erschweren es Frau Gehri insbesondere im Bindungskontext, sich selbstfürsorglicher zu verhalten.

Die Therapeutin entscheidet sich dafür, ihre Vermutungen mit der Patientin zu teilen. Frau Gehri bricht bei der Schilderung in Tränen aus und empfindet die Vermutungen als stimmig. Als Therapiefokus vereinbaren sie, Frau Gehris bisherige Erfahrungen mit Konflikten in den biografischen Kontext zu setzen, um ihren Vermeidungsplan besser zu verstehen und neue Sichtweisen auf ihren heutigen Umgang damit zu entwickeln. Die Therapeutin bespricht psychoedukativ die Funktion der Emotion Wut. Frau Gehri wird bewusst, wie stark sie bisher dieses Gefühl unterdrückt hat. Sie möchte in der Folge das Gefühl Wut mehr zulassen, erlebt es aber zunächst als äußerst aversiv. Gleichzeitig erkennt sie, wie die mit der Wut einhergehende Energie ihr dabei hilft, sich für sich selbst einzustehen. Die Therapeutin bestärkt die selbstbehauptenden Verhaltensweisen, in denen Frau Gehri Irritation oder Verärgerung zum Ausdruck bringt. So ermöglicht die Therapeutin Frau Gehri korrektive Erfahrungen in der Therapie, wodurch sie zunehmend Mut fasst, ihre Grenzen auch in anderen Beziehungen offener und klarer zu kommunizieren und diese mit der Zeit auch gegen Widerstand zu behaupten. Entgegen ihrer Befürchtungen erweisen sich ihre persönlichen Beziehungen als sicher. Frau Gehri kann das Gefühl Wut in ihr emotionales Repertoire integrieren und als »Selbstbehauptungskraft« akzeptieren. Das Vermeidungsziel »Vermeide das Auftreten von Symptomen!« verwandelt sich schließlich im Laufe der Therapie in ein Annäherungsziel (»Höre zu, wenn dein Körper etwas sagt!«). Sie stellt fest, dass Symptome in Situationen auftreten, in denen sie ihre eigenen Bedürfnisse missachtet und in alte Verhaltensmuster zurückfällt und nutzt die Symptome als Hinweis, bewusst, für sich einzustehen.

## Fallbeispiel: Somatoforme Störung

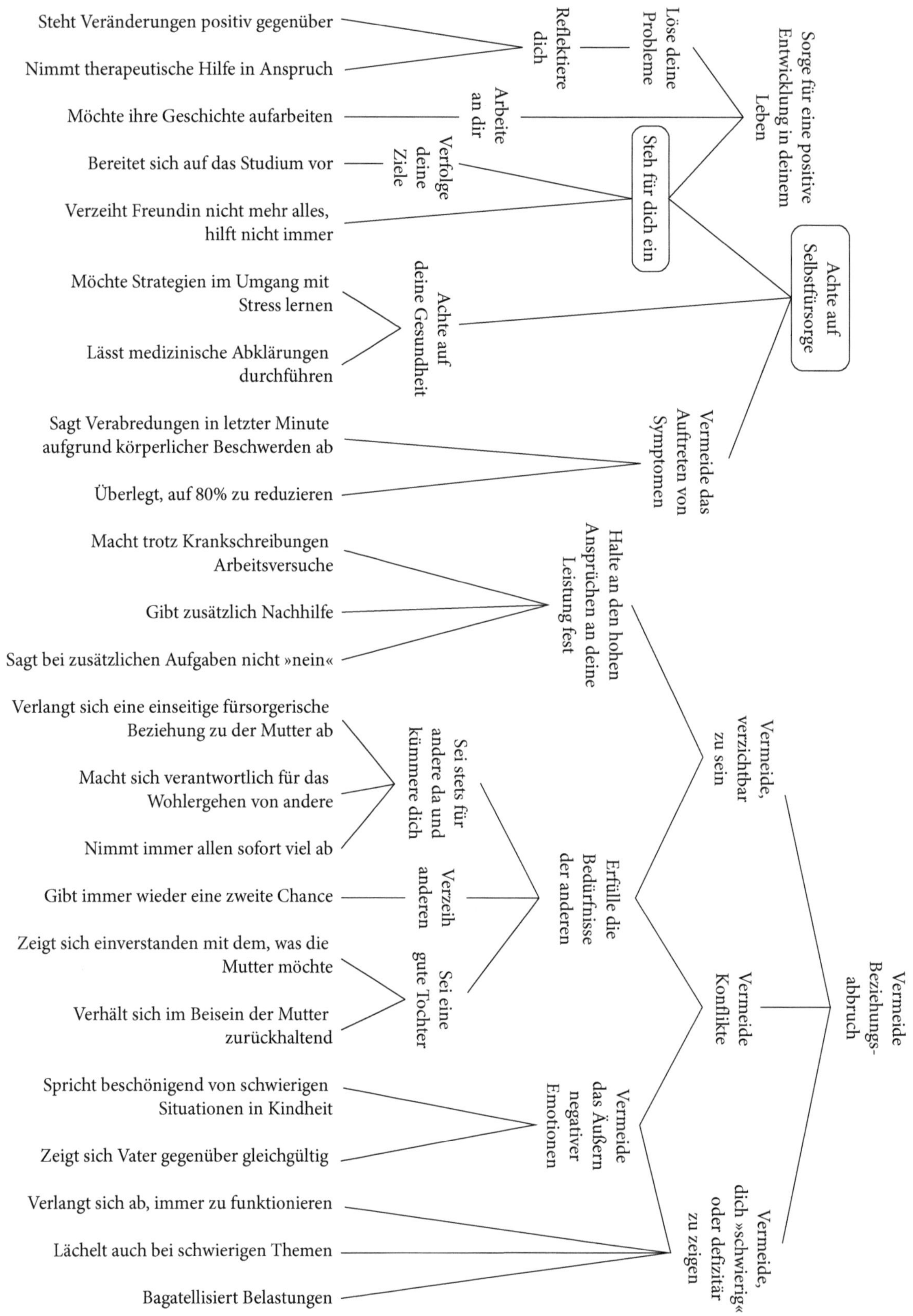


**Abbildung** Planstruktur von Frau Gehri (vertikale Darstellung)

 

# Fallbeispiel: Somatoforme Störung

**Ausschnitt aus einer therapeutischen Schlüsselszene**

P: *(verzweifelt)* Seit unserer letzten Sitzung habe ich das Gefühl, ich verliere die Kontrolle. Das Gefühl Wut kommt immer häufiger. Ich kann Wut einfach nicht aushalten! Sie ist zu stark für mich.

T: *(mitfühlend)* Ja, das, was sie jetzt erleben, gehört dazu, wenn man sich erstmalig dem Gefühl zuwendet. Wut hat eine unglaubliche Energie, nicht wahr? Und sie scheint auf den ersten Blick wirklich unbeherrschbar.

P: *(nickt)* Ich glaube, ich bin einfach zu schwach, um sie auszuhalten.

T: Uh, ich bin überzeugt davon, dass dem nicht so ist. Stellen Sie sich vor: In Ihrem ganzen Leben haben Sie die Wut bisher ignoriert. Sie hatten noch keine Gelegenheit, zu trainieren, sich das Gefühl und dessen Energie nutzbar zu machen. Und ich habe Sie bisher als Frau kennengelernt, die sehr zielstrebig und ausdauernd ist. Wut ist genau das, was Ihre Erholung und Ihre Bedürfnisse schützen wird, sobald Sie sie lenken können.

P: *(schweigt nachdenklich, dann sagt sie mit festerer Stimme)* Ja, im Grunde genommen weiß ich ja, dass es so ist. Das, was Sie in der letzten Stunde gesagt haben, hat mich sehr überzeugt. Ich werde wohl einfach eine Zeitlang dazu brauchen …

## Fallbeispiel: Suizidales Erleben und Verhalten

Menschen mit suizidalem Verhalten benötigen eine besondere Form der Kommunikation, um über ihre tiefen Gefühle von Schmerz und Scham sprechen zu können. Die Plananalyse hilft, Blockaden in der therapeutischen Beziehung und zugrunde liegende Motive zu erkennen, um das suizidale Verhalten besser zu verstehen. Dieses Wissen ermöglicht es, Interventionen anzuwenden, die auf die individuellen Bedürfnisse der Betroffenen abgestimmt sind (in Anlehnung an Brüdern et al., 2015).

Herr Tibault beschreibt ein anhaltendes Gefühl von Hoffnungslosigkeit und emotionaler Überforderung, das für ihn unerträglich wurde. Er berichtet von einer langen Geschichte depressiver Episoden, begleitet von sozialem Rückzug, geringem Selbstwertgefühl und dem Gefühl, anderen zur Last zu fallen. Herr Tibault erzählt von einer belastenden Kindheit, die von hohen elterlichen Erwartungen und häufiger Kritik geprägt war, was bei ihm ein anhaltendes Gefühl des Versagens hinterließ. Die Überzeugung, dass sein Bruder das bevorzugte Kind sei, führte zu der Grundüberzeugung, nicht liebenswert zu sein. Als Erwachsener hatte er Schwierigkeiten, stabile Beziehungen aufrechtzuerhalten, da er sich oft aus Angst vor Zurückweisung oder aus dem Gefühl heraus, schwach zu sein, zurückzog. Er vermeidet es, über seine Gefühle zu sprechen, weil er befürchtet, dass dies seine Unzulänglichkeit bestätigen oder ihn als Last erscheinen lassen könnte. Für den Patienten ist es wichtig, dass er wahrgenommen wird.

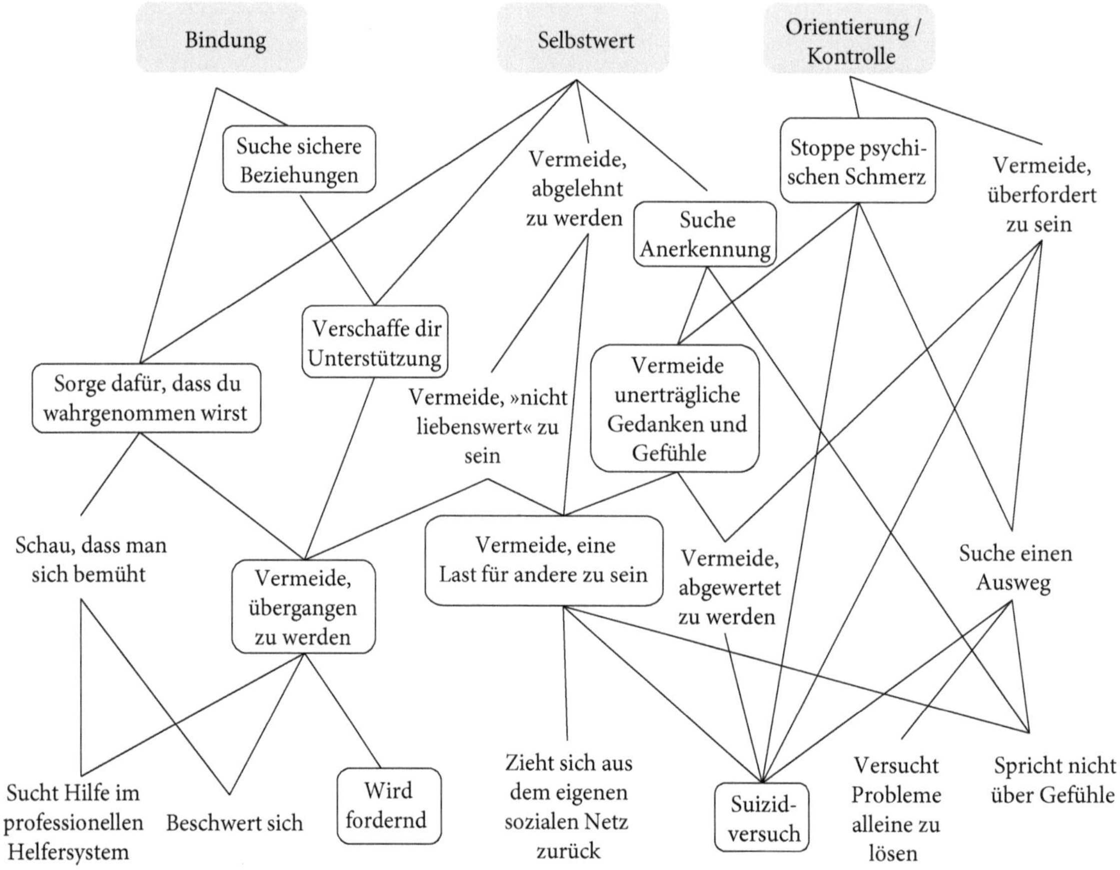


**Abbildung** Planstruktur von Herrn Tibault

## Fallbeispiel: Suizidales Erleben und Verhalten

Die Analyse der Pläne zeigt sehr deutlich die zentralen motivationalen Motive und Pläne, die das Verhalten von Herrn Tibault steuern. Im Vordergrund steht das starke Bedürfnis nach Anerkennung. Dieses Motiv manifestiert sich in Subplänen wie »Vermeide, übergangen zu werden« und »Verschaff dir Unterstützung«. Ebenso verfolgt Herr Tibault das Annäherungsziel »Kämpfe für dein Recht«. Dies zeigt sich in seinem Verhalten, sich zu beschweren, wenn ihm nicht geholfen wird, und Wut zu zeigen, um Reaktionen zu erhalten. Darüber hinaus ist das Streben nach Bindung (»Suche eine sichere Beziehung«) ein zentrales Motiv. Dieses zeigt sich in Plänen, Aufmerksamkeit (»Sorge dafür, dass du wahrgenommen wirst«) einzufordern, wenn er sich ignoriert fühlt, und zu vermeiden, übersehen zu werden (»Vermeide, übergangen zu werden«). Diese Motive sind tief in der Persönlichkeit von Herrn Tibault verankert und prägen sein Verhalten.

Es wird deutlich, dass das Verhalten von Herrn Tibault eine Strategie ist, um seine Grundbedürfnisse nach Anerkennung, Unterstützung und Bindung zu befriedigen. Gleichzeitig zeigt sich, dass seine Strategie, durch forderndes Verhalten Aufmerksamkeit und Unterstützung zu erhalten, langfristig negative Konsequenzen hat, da sie andere verärgert, was deren Ablehnung verstärkt und dazu führt, dass sie ihm weniger zuhören und zunehmend Distanz zu ihm halten.

### Vertrauen aufbauen und Beziehung fördern

Der Therapeut schafft eine sichere und unterstützende Atmosphäre, in der Herr Tibault über seine Geschichte sprechen kann, ohne sich kritisiert oder abgewertet zu fühlen (z. B. durch die Technik des narrativen Interviews). Dies hilft ihm, sich gesehen und verstanden zu fühlen und eine vertrauensvolle Beziehung aufzubauen.

In den Folgesitzungen werden die dysfunktionalen Annahmen von Herrn Tibault, z. B. eine Last zu sein, herausgearbeitet. Ziel ist es, in einem nächsten Schritt diese dysfunktionalen Grundannahmen zu reformulieren und die Wahrnehmung von Hilfe als Stärke statt als Schwäche zu fördern.

### Umgang mit suizidalem Erleben und Verhalten

Im Rahmen eines suizid-spezifischen Ansatzes (z. B. Kurztherapie nach Suizidversuch ASSIP – Attempted Suicide Short Interventin Program; Gysin-Maillart, 2021), wird der Patient darin unterstützt, Gründe für den Tod zu verstehen und daraus längerfristige Therapieziele abzuleiten. Der Therapeut zeigt durch sein wertfreies Zuhören im narrativen Interview, dass der Patient wirklich gehört und ernst genommen wird. Indem er aufmerksam und zugewandt bleibt, sättigt er das Annäherungsziel »Werde wahrgenommen« und reduziert das Vermeidungsziel »Vermeide, übergangen zu werden«. Das Bedürfnis nach sicherer Beziehung wird damit befriedigt.

Durch die schrittweise Analyse des suizidalen Prozesses können individuelle Warnzeichen aufgedeckt und persönliche Strategien erarbeitet werden. Das Verständnis der suizidalen Krise als Ausnahmezustand kann u. a. als Signal für starken psychischen Schmerz erkannt werden (Psychoedukation), nicht als Lösung. Ein Krisenplan mit Warnsignalen, Unterstützungsnetzwerk und Notfallstrategien wird erarbeitet.

### Selbstwirksamkeit stärken

Kleine, erreichbare Ziele werden in der Folge gesetzt, um Herrn Tibault Erfolgserlebnisse zu ermöglichen und sein Vertrauen in die eigene Veränderungsfähigkeit wieder aufzubauen. Jeder Therapiefortschritt und auch kleinste positive Veränderungen werden vom Therapeuten hervorgehoben und positiv verstärkt.

 

# 9 Dos and Don'ts

In diesem Kapitel werden anhand von Dos and Don'ts die wichtigsten Aspekte bei der Erstellung und Nutzung der Plananalyse und bei der Umsetzung der Motivorientierten Beziehungsgestaltung beschrieben.

Im letzten Informationsblatt dieses Kapitels werden konkrete Strategien zur Umsetzung der Motivorientierten Beziehungsgestaltung bei spezifischen Plänen vorgeschlagen. Diese Strategien sollen Hinweise geben, wie die entsprechenden Pläne und Motive bedient werden können und welche Verhaltensweisen eher ungünstig sein könnten. Gleichzeitig gilt es zu betonen, dass es sich bei der Motivorientierten Beziehungsgestaltung nicht primär um eine Auswahl spezifischer Interventionen handelt, sondern um subtile differentielle Anpassungen des Beziehungsverhaltens der Therapeutin an die interaktionellen Motive der Patientin. Die Dos und Don'ts sollen also als Anregung dienen, ihre spezifische Umsetzung und Wirkung auf die Patientin müssen aber fortlaufend geprüft werden.

## Informationsmaterial dieses Kapitels

**INFO 68 Dos and Don'ts im Plananalyse-Prozess**
Auf diesem Informationsblatt werden Empfehlungen zur Vorgehensweise im Plananalyseprozess gegeben und mögliche Schwierigkeiten oder Fallstricke beschrieben.

**INFO 69 Dos und Don'ts in der Motivorientierten Beziehungsgestaltung**
Hier werden Empfehlungen zur Vorgehensweise in der Motivorientierten Beziehungsgestaltung zusammengefasst. Es wird auf mögliche Schwierigkeiten und Fallstricke hingewiesen.

**INFO 70 Dos und Don'ts der Motivorientierten Beziehungsgestaltung bei spezifischen Plänen**
In diesem Informationsblatt werden konkrete Strategien zur Umsetzung der Motivorientierten Beziehungsgestaltung bei spezifischen Plänen vorgeschlagen.

## Dos and Don’ts im Plananalyse-Prozess

| Dos | Don’ts |
|---|---|
| Menschliches Verhalten ist darauf ausgerichtet, Bedürfnisse zu befriedigen. Mit der Plananalyse wird der instrumentelle Charakter von Verhalten sichtbar gemacht und damit ein wesentlicher Antreiber menschlichen Verhaltens beschrieben. Um das Verhalten eines Patienten ausreichend zu verstehen und bei psychischer Erkrankung zu verändern, bedarf es somit nicht nur einer störungsspezifischen Diagnostik, wie die gängigen Klassifikationssysteme psychischer Störungen wie ICD und DSM anbieten, sondern ergänzend dazu einer motivationalen Diagnostik, wie sie mit der Plananalyse ermöglicht wird. | Im klinischen Alltag werden bei psychischen Erkrankungen die Behandlungsmaßnahmen stark von der Symptomatik auf Krankheitsebene und störungsspezifischer Diagnostik abhängig gemacht. Insbesondere bei komplexen Störungsbildern, Chronifizierung, Komorbidität, Problemen in verschiedenen Lebensbereichen und interaktionellen Schwierigkeiten reicht es nicht aus, sich auf eine störungsspezifische Diagnostik zu beschränken ohne das individuelle motivationale Funktionieren eines Patienten für das Verstehen und die Behandlung des Patienten zu berücksichtigen. |
| Der zentrale Prozess der Plananalyse besteht darin, dass der Therapeut das Verhalten des Patienten genau beobachtet und aus diesen Beobachtungen die dem Verhalten zu Grunde liegenden individuellen Pläne und Motive identifiziert, die schließlich der Befriedigung der Grundbedürfnisse dienen. | Insbesondere wenn wenig Informationen zur Verfügung stehen und wenig Zeit für genaue Beobachtung und Reflektion vorhanden ist, können sich Therapeuten durch Vorannahmen und Stereotypen zu Bewertungen motivationalen Funktionierens von Menschen verleiten lassen, ohne diese Annahmen mit einer genauen Beobachtung des individuellen Verhaltens zu überprüfen. |
| Pläne sollen im an sich selbst gerichteten Imperativ beschrieben werden, um damit den instrumentellen, handlungsanleitenden Charakter der Pläne zu betonen. Damit wird auch deutlich, dass es sich bei der Plananalyse um ein individuelles Modell motivationalen Funktionierens mit dem Patienten als »Urheber« seines Verhaltens handelt, auch wenn dem Patienten die eigenen Pläne häufig nicht bewusst sind. | Häufig formulieren Anfänger Pläne nicht im Imperativ, sondern als Verhaltensweisen und umgekehrt Verhalten als Pläne. Dies erschwert das Verständnis der Plananalyse und führt dazu, dass der instrumentelle und handlungsanleitende Charakter von Plänen für das konkrete Verhalten des Patienten nicht erkennbar wird. |

 

## Dos and Don'ts im Plananalyse-Prozess

| Dos | Don'ts |
|---|---|
| Die Stärke der Plananalyse ist die Individualität des plananalytischen Modells. Sowohl auf der Verhaltensebene wie bei den Plänen soll also auf möglichst konkrete, individuelle, situationsspezifische Formulierungen geachtet werden (z. B. »Sei darauf bedacht, dass dein Therapeut dich in der Therapie stets auf Augenhöhe behandelt«). Abstraktere Formulierungen wie »Schütze deinen Selbstwert« sollen dagegen der Bedürfnisse-Ebene vorbehalten bleiben. | Manchmal tendieren Therapeuten dazu, Verhalten und Unterpläne zu wenig spezifisch und konkret zu beschreiben, sondern allgemein und stereotyp wie »Vermeidet ihre Gefühle« als Verhalten oder »Schütze deinen Selbstwert« als niedrig angesetzter Plan. Damit geht die differenzierte Betrachtung der Plananalyse sowie der Nutzen für die maßgeschneiderte therapeutische Beziehungsgestaltung und Therapieplanung verloren. |
| Plananalysen können Top-down erstellt werden, das heißt, dass ausgehend von den Grundbedürfnissen eines Menschen die jeweils individuellen Pläne zu deren Befriedigung sozusagen »von oben nach unten« abgeleitet werden. Um bei diesem Vorgehen nicht spekulativ vorzugehen, müssen die Top-down angenommenen Pläne allerdings stets am beobachteten individuellen Verhalten des Patienten »verifiziert« werden. | Die Stärke der Plananalyse ist die Individualität des plananalytischen Modells. Top-down-Plananalysen, die Ableitung der Pläne »von oben nach unten«, d. h. von den Grundbedürfnissen ausgehend, birgt die Gefahr, dass die Pläne zu stereotyp und spekulativ angenommen werden, insbesondere wenn dabei verzichtet wird, die Pläne auch am spezifischen Verhalten des Patienten zu »verifizieren«. |
| Die Plananalyse ist ein konstruktiver Prozess. Neue Informationen sollen im Sinne einer Assimilation stets wieder in das Modell integriert werden oder im Sinne einer Akkomodation zu Veränderungen des Modells führen. Die Plananalyse ist somit kein statischer, sondern ein dynamischer Prozess. | Zeit- und Behandlungsdruck können dazu führen, dass Plananalysen nur rudimentär und statisch erstellt werden und neue Informationen nicht ausreichend in die bestehende Plananalyse integriert werden oder bei »abweichender« neuer Information das Modell nicht angepasst wird. |
| Da die Plananalyse ein konstruktiver Prozess ist, soll der Therapeut sich bewusst sein, dass seine Wahrnehmungen des Patienten nicht objektiv sind, sondern stets ein Hypothesenmodell darstellen. Der Therapeut soll seine Wahrnehmungen entsprechend mit Wahrnehmungen anderer Personen, z. B. in Supervisions- und Intervisionsprozessen abgleichen. Es kann dabei hilfreich sein, eigene Motive und Pläne zu reflektieren, um mögliche persönliche Verzerrungstendenzen in der Patientenwahrnehmung zu erkennen. | Persönliche Wahrnehmungstendenzen aufgrund eigener Pläne und Motive können die Wahrnehmung des Patienten beeinflussen. Die eigene Wahrnehmung als »Realität« anzunehmen und nicht mit der Wahrnehmung anderer Personen abzugleichen, kann zu Fehlbetonungen und Verzerrungen führen. |

# Dos und Don’ts in der Motivorientierten Beziehungsgestaltung

| Dos | Don’ts |
|---|---|
| Für die Umsetzung einer Motivorientierten Beziehungsgestaltung sollen Ziele und Erfahrungen, die dem Patienten wichtig sind, aktiv hergestellt und verstärkt werden. Damit macht der Patient bedürfnisbefriedigende Erfahrungen im Hinblick auf seine wichtigsten Pläne und Motive, was zur Abnahme von Inkongruenz und besserem Wohlbefinden führt und gleichzeitig die therapeutische Beziehung stärkt. Der damit einhergehende »Beziehungskredit« erlaubt dem Therapeuten, auch schwierige Themen und Vermeidungsverhalten anzusprechen und therapeutisch anzugehen. | Bei schwer kranken Patienten, deren Verhalten stark von Vermeidungszielen und Vermeidungsverhalten geprägt sind, gehen Annäherungspläne und -Ziele manchmal »vergessen« und werden zu wenig genau herausgearbeitet, so dass eine gezielte Herbeiführung positiver Erfahrungen und damit Ressourcenaktivierung vernachlässigt wird. Damit wird auch ein wichtiger »Motivator« (z. B. »Welches angestrebte Ziel kann ich erreichen, wenn ich mich der Angst stelle?«) vergeben, der den Patienten dazu antreiben kann, sich schwierigen Situationen zu stellen und Vermeidungsverhalten abzubauen. |
| Zustände und Erfahrungen, die der Patient als schlimm empfindet, sollen nur soweit aktiviert werden, wie dies notwendig ist. Der Therapeut reflektiert sein eigenes Beziehungsverhalten in der therapeutischen Beziehung, um (erneute) negative Beziehungserfahrungen des Patienten zu verhindern. Er überlegt, zu welchem Zeitpunkt (Timing) er welche Interventionen (Auswahl) durchführt, um den Patienten nicht zu überfordern und (erneute) negative Erfahrungen machen zu lassen. So wird er bei einem Patienten mit dem Plan »verhindere Kontrollverlust um jeden Preis« mögliche Situationen mit geringer Kontrollierbarkeit antizipieren und diese umsichtig vorbereiten und ggf. länger warten, bevor er konfrontierende Interventionen durchführt. | Wenn durch das Beziehungsverhalten des Therapeuten oder durch nicht angepasste Interventionen Befürchtungen und Erfahrungen aktiviert werden, die der Patient als unangenehm oder bedrohlich empfindet, kann dies zu (erneuten) negativen Erfahrungen bis zum Therapieabbruch führen. Unreflektiertes Beziehungsverhalten und Vorgehen nach starrem Schema, ohne die individuellen Pläne eines Patienten zu berücksichtigen, kann so zu Aktivierung (erneuter) negativer Erfahrungen führen, auch wenn der Therapeut dies mit seinem Verhalten und seinen Interventionen nicht beabsichtigt. |

## Dos und Don'ts in der Motivorientierten Beziehungsgestaltung

| Dos | Don'ts |
|---|---|
| Aus lerntheoretischen Überlegungen sollten Therapeuten stets prüfen, ob Verhaltensweisen und Pläne, die sie verstärken, resp. bedienen wollen, günstig und funktional sind und nur gegenüber diesen komplementär verhalten. | Wenn sich der Therapeut zu Plänen komplementär verhält, die ungünstig und Teil des Problems sind, laufen sie Gefahr, diese damit zu verstärken und noch mehr zu verankern. Dies kann aufgrund fehlender Reflektion oder auch mit dem Ziel, beim Patienten »gut anzukommen« geschehen, wenn die Beziehung als nicht ausreichend stabil wahrgenommen wird. Dadurch lernt der Patient, dass diese Pläne (zumindest kurzfristig) durchaus wirkungsvoll sind, was längerfristig die Pläne und die daraus resultierenden Probleme verstärkt. |
| Sind Pläne ungünstig und sollten entsprechend nicht verstärkt werden, orientiert sich der Therapeut in der Plananalyse nach oben und reflektiert, ob er sich komplementär zu den höheren Plänen verhalten kann. Oberpläne können i. d. R. besser bedient werden und Grundbedürfnisse vorbehaltlos verstärkt werden. Dies führt neben den inkongruenzverringernden Erfahrungen dazu, dass die problematischen (Unter-)Pläne und Verhaltensweisen zunehmend durch günstigere Pläne ersetzt werden. | Bei Therapiebeginn und fehlendem Beziehungskredit kann es notwendig sein, auch ungünstigere Unterpläne zu bedienen, allerdings nur kurzzeitig und um möglichst rasch Beziehungskredit aufzubauen (z. B. narzisstischer Patient). Dabei sollte darauf geachtet werden, dass das komplementäre Verhalten authentisch ist. Z.B. einen Patienten in Bereichen oder Verhaltensweisen bewundern, die der Therapeut tatsächlich wertschätzt. |

## Dos und Don'ts der Motivorientierten Beziehungsgestaltung bei spezifischen Plänen

Im Folgenden werden konkrete Strategien zur Umsetzung der Motivorientierten Beziehungsgestaltung bei spezifischen Plänen vorgeschlagen. Diese Strategien sollen Ideen geben, wie die entsprechenden Pläne und Motive bedient werden könnten und welche Verhaltensweisen eher ungünstig sein könnten. Sie sind kein Ersatz für subtile differentielle Anpassungen des Beziehungsverhaltens der Therapeutin an die interaktionellen Motive der Patientin. Die dargestellten Pläne orientieren sich an den Motivbereichen des Fragebogens zur Analyse motivationaler Schemata (FAMOS) von grosse Holtforth (2000).

| Annäherungspläne | | |
|---|---|---|
| **Plan (Motiv) des Patienten** | | **Vorschläge zur Umsetzung der Motivorientierten Beziehungsgestaltung durch den Therapeuten** |
| »Verschaffe dir nahe, vertrauensvolle Beziehungen« (Intimität / Bindung) | Do | ▶ Vertrauen herstellen: besonders aufmerksam zuhören, zugewandt sein, viel Verständnis zeigen<br>▶ sich als Person vorstellen, z. B. etwas über Werdegang, Herkunft, Beruf erzählen<br>▶ sich als Person einbringen: eigene Erfahrungen einbringen, persönliches Feedback geben (soweit sich dies mit der notwendigen professionellen Distanz vereinbaren lässt). |
| | Don't | ▶ zu viel Distanz einnehmen, sich hinter Professionalität verstecken.<br>▶ zu technisch, schematisch, manualisiert vorgehen.<br>▶ eigene Probleme einbringen, zu viel persönliche Offenheit. |
| »Schaffe gesellige Momente« (Affiliation / Geselligkeit) | Do | ▶ auch »leichtere« Themen ansprechen, Small Talk<br>▶ statt Rollengefälle betonen, Kollegialität Platz geben: Therapie darf auch ein Ort sein, wo kurz über den neuesten Kinofilm gesprochen wird |
| | Don't | ▶ Rollengefälle betonen<br>▶ zu viel Distanz einnehmen |
| »Sei für andere da« (Altruismus) | Do | ▶ Patienten beschreiben lassen, wie er andere unterstützt hat<br>▶ Sensibilität und Feinfühligkeit für andere als Ressource des Patienten hervorheben |
| | Don't | ▶ (übermäßiger) Altruismus einseitig als Problemverhalten darstellen (selbst dann, wenn Patient primär lernen sollte, besser auf sich zu achten) |
| »Sorge dafür, ausreichend Hilfe zu erhalten« (Hilfe erhalten) | Do | ▶ professionell und kompetent auftreten<br>▶ sich Zeit nehmen, wenn es notwendig ist.<br>▶ direkte Rückversicherung: »Ich bin da für sie«<br>▶ Verfügbarkeit, Erreichbarkeit offen ansprechen und klären. Termine im Voraus absprechen, Abwesenheiten (z. B. Ferien) frühzeitig absprechen |
| | Don't | ▶ Termine vergessen, Vereinbarungen nicht einhalten<br>▶ auf Kritik des Patienten mit Therapieabbruch drohen |

# Dos und Don’ts der Motivorientierten Beziehungsgestaltung bei spezifischen Plänen

| Annäherungspläne | | |
|---|---|---|
| **Plan (Motiv) des Patienten** | | **Vorschläge zur Umsetzung der Motivorientierten Beziehungsgestaltung durch den Therapeuten** |
| »Sorge dafür, dass deine Bemühungen und Leistungen gewürdigt werden« (Anerkennung / Bestätigung) | Do | ▶ direkte Bestätigung, Respekt ausdrücken, Interesse zeigen<br>▶ nach Bereichen suchen, in denen dem Patienten Anerkennung vermittelt werden kann (z. B. sein Knowhow in Beruf, Familie, Hobbys etc.)<br>▶ aktiv nach Verbesserungen fragen; aktiv nach Erfolgen, nach Dingen, die Patient gut kann, fragen; aktiv nach Ausnahmen, wo Probleme nicht auftreten, fragen. Ausführlich darüber berichten lassen.<br>▶ Verbesserungen, Erfolge, Ausnahmen auf Patientenfähigkeiten attribuieren |
| | Don’t | ▶ Patienten nicht respektieren, kritisieren<br>▶ zu wenig Raum geben für das, was funktioniert |
| »Sorge dafür, von anderen bewundert zu werden« (Status / Bewunderung) | Do | ▶ nach Bereichen suchen, in denen dem Patienten authentisch Bewunderung entgegengebracht werden kann. Aktiv nachfragen, berichten lassen, eigenes beeindruckt Sein mitteilen.<br>▶ Raum für Selbstdarstellung überlassen<br>▶ Loben, Komplimente machen<br>▶ Patienten unter keinen Umständen als defizitär darstellen |
| | Don’t | ▶ Patienten als defizitär darstellen<br>▶ Problemen zu viel Raum geben<br>▶ Patienten nicht ernst nehmen |
| »Erbringe Leistung« (Leistung) | Do | ▶ direkte Bestätigung, aktiv nach Erfolgen fragen, nach Leistungen fragen, die der Patient erbracht hat.<br>▶ Raum geben für Anregungen, Initiativen und Aktivitäten des Patienten.<br>▶ bei Interventionen und Übungen stets darauf achten, dass der Patient weder über- noch unterfordert ist<br>▶ Hausaufgaben geben, die den Patienten weder über- noch unterfordern, Hausaufgaben in nächster Sitzung auch ansprechen und nutzen |
| | Don’t | ▶ zu viel Aktivismus: Patienten damit überfordern<br>▶ Patienten unterfordern |

 

# Dos und Don’ts der Motivorientierten Beziehungsgestaltung bei spezifischen Plänen

| Annäherungspläne | | |
|---|---|---|
| **Plan (Motiv) des Patienten** | | **Vorschläge zur Umsetzung der Motivorientierten Beziehungsgestaltung durch den Therapeuten** |
| »Wahre deinen Freiraum« (Autonomie) | Do | ▶ verschiedene Wahlmöglichkeiten bieten und Patienten entscheiden lassen<br>▶ selbst erforschen lassen, selbst Übungen oder Hausaufgaben gestalten lassen<br>▶ auf Anregungen, Vorschläge des Patienten eingehen, Eigeninitiativen verstärken<br>▶ besonders darauf achten, dass es um die Umsetzung der Ziele und Anliegen des Patienten geht, und nicht um Wünsche anderer<br>▶ Bereitschaft des Patienten für Vorgehen und Techniken besonders genau klären |
| | Don’t | ▶ alles selbst bestimmen<br>▶ dem Patienten Vorgehen vorschreiben, zu manualisiert vorgehen<br>▶ auf eigenem Vorgehen beharren, wenn Patient nicht mitmacht, Unmut äußert |
| »Bewahre stets die Kontrolle« (Kontrolle) | Do | ▶ Vorgehen transparent gestalten und offen absprechen.<br>▶ Vorgehen und Wirkungsweise von Therapie genau erklären.<br>▶ Patienten nie im Unklaren darüber lassen, was jetzt gerade passiert<br>▶ sich eindeutig und unmissverständlich ausdrücken.<br>▶ Patienten das Tempo bestimmen lassen, Stoppsignale vereinbaren<br>▶ Problemaktivierung dosieren und an Sicherheits- und Öffnungsbereitschaft des Patienten anpassen |
| | Don’t | ▶ Patienten zu etwas drängen<br>▶ zu schnell, zu viel Problemaktivierung<br>▶ sich uneindeutig, unmissverständlich ausdrücken<br>▶ Vereinbarungen nicht einhalten |

# Dos und Don'ts der Motivorientierten Beziehungsgestaltung bei spezifischen Plänen

| Annäherungspläne | | |
|---|---|---|
| **Plan (Motiv) des Patienten** | | **Vorschläge zur Umsetzung der Motivorientierten Beziehungsgestaltung durch den Therapeuten** |
| »Schaffe dir einen Sinn im Leben« (Glauben / Sinn / Spiritualität) | Do | ▶ Fragen zu Lebenssinn und Glaube ansprechen<br>▶ sich nach der Haltung des Patienten zu Religiosität und Glaubensvorstellungen erkundigen und nachfragen, ob Spiritualität und religiöse Themen Inhalt der Therapie sein sollen. Bei entsprechendem Wunsch einladen, über religiöse und spirituelle Erfahrungen zu berichten<br>▶ bei religiösen Patienten auch religiöse Metaphern und Bilder verwenden |
| | Don't | ▶ Wertvorstellungen des Patienten nicht ernst nehmen und abwerten<br>▶ Glauben, Religiosität, Spiritualität übersehen und ausklammern, obwohl sie dem Patienten wichtig sind |
| »Sorge dafür, dass es dir nicht langweilig wird« (Abwechslung / Das Leben auskosten) | Do | ▶ Therapiestunden abwechslungsreich gestalten: z. B. unterschiedliche Techniken, Übungen und Settings verwenden. Verschiedene Sinne ansprechen.<br>▶ Ideen und Initiativen des Patienten für neue Erfahrungen Raum geben<br>▶ Pläne für die kommende Zeit schmieden, wie z. B. eine weite Reise planen, ein neues Hobby in Angriff nehmen<br>▶ intensiv erlebte Momente wiedererleben lassen<br>▶ Genusstraining |
| | Don't | ▶ immer alles gleich machen |
| »Sorge für einen positiven Selbstwert« (Selbstwert) | Do | ▶ Patienten ausführlich über Dinge berichten lassen, die er gut kann<br>▶ Dinge ansprechen, die positive Bedeutung für den Patienten haben<br>▶ gesunde Anteile hervorheben<br>▶ Erfolge verstärken<br>▶ Erfolge auf Patientenfähigkeiten attribuieren |
| | Don't | ▶ sich wenig für den Patienten interessieren<br>▶ kranke Anteile in den Vordergrund stellen<br>▶ Misserfolge ausführlich besprechen<br>▶ Rollengefälle betonen |

 

# Dos und Don’ts der Motivorientierten Beziehungsgestaltung bei spezifischen Plänen

| Annäherungspläne | | |
|---|---|---|
| **Plan (Motiv) des Patienten** | | **Vorschläge zur Umsetzung der Motivorientierten Beziehungsgestaltung durch den Therapeuten** |
| »Belohne dich«<br>»Entspanne dich«<br>(Selbstbelohnung/Entspannung) | Do | ▶ Entspannungsübungen<br>▶ Imaginationsübungen<br>▶ Genusstraining<br>▶ Selbstbelohnungsprogramm<br>▶ Erfolge auskosten<br>▶ sich Zeit lassen |
| | Don’t | ▶ unnötiger Aktivismus |

| Vermeidungspläne<br>Bei den Vermeidungsplänen liegt der Fokus auf den Don’ts. Zu ergänzen sind diese durch Strategien des Therapeuten, das zugehörige vulnerable Bedürfnis zu sättigen (z. B. bei »Alleinsein« vulnerables Bedürfnis »Bindung«). | | |
|---|---|---|
| **Plan (Motiv) des Patienten** | | **Bei diesen Verhaltensweisen könnten die Vermeidungspläne aktiviert werden** |
| »Vermeide, allein zu sein« (Alleinsein) | Don’ts | ▶ Vereinbarungen nicht einhalten, Termine vergessen<br>▶ für den Patienten schwer erreichbar sein, auf Kontaktversuche (z. B. E-Mails) nicht reagieren<br>▶ wenig Engagement und Unterstützung zeigen<br>▶ zu viel Distanz einnehmen |
| »Vermeide, abgewertet zu werden« (Geringschätzung) | Don’ts | ▶ nicht wissen, worüber das letzte Mal gesprochen wurde, Namen vergessen<br>▶ nur mit problematischen Anteilen des Patienten beschäftigen oder Probleme bagatellisieren<br>▶ Ziele, Werte, Einstellungen des Patienten in Frage stellen und auf eigener Sichtweise beharren<br>▶ Patienten Rollengefälle spüren lassen |
| »Vermeide, bloßgestellt zu werden« (Erniedrigung/Blamage) | Don’ts | ▶ Patienten vor anderen in unangenehme Situation bringen, abwerten oder lächerlich machen (z. B. beim Austausch im Behandlungsteam in Visitensituation, in Gruppentherapie)<br>▶ Patienten vor anderen nicht schützen, wenn er sich auffällig benimmt<br>▶ Patienten zu etwas drängen, was ihm unangenehm ist |

# Dos und Don'ts der Motivorientierten Beziehungsgestaltung bei spezifischen Plänen

| **Vermeidungspläne**<br>Bei den Vermeidungsplänen liegt der Fokus auf den Don'ts. Zu ergänzen sind diese durch Strategien des Therapeuten, das zugehörige vulnerable Bedürfnis zu sättigen (z. B. bei »Vermeide Vorwürfe«, vulnerables Bedürfnis Selbstwert). | | |
|---|---|---|
| **Plan (Motiv) des Patienten** | | **Bei diesen Verhaltensweisen könnten die Vermeidungspläne aktiviert werden** |
| »Vermeide Vorwürfe« (Vorwürfe/Kritik) | Don'ts | ▶ mit dem Patienten argumentieren und streiten<br>▶ Patienten Unmut spüren lassen über Non-Commitment, Rückfälle, Misserfolge<br>▶ Patienten kritisieren<br>▶ Patienten Vorwürfe machen |
| »vermeide Abhängigkeit« (Abhängigkeit) | Don'ts | ▶ Abhängigkeitsverhältnis verstärken<br>▶ emotionale Bindung zu stark werden lassen<br>▶ sich als einzige, verlässliche Hilfe präsentieren<br>▶ sich als einzigen Experten darstellen<br>▶ Selbstwirksamkeit, Eigenständigkeit des Patienten zu wenig verstärken, beachten |
| »Vermeide, verletzt zu werden« (Verletzungen / Spannungen) | Don'ts | ▶ zu frühe und / oder zu starke Konfrontation<br>▶ Patienten Unmut spüren lassen über Non-Commitment, Rückfälle, Misserfolge.<br>▶ Konflikte, Meinungsunterschiede um jeden Preis vermeiden und damit vermitteln, dass Konflikte etwas ausgesprochen Schlimmes sind |
| »Vermeide, die Kontrolle zu verlieren« (Kontrollverlust) | Don'ts | ▶ zu schnell, zu viel Problemaktivierung<br>▶ sich uneindeutig, missverständlich ausdrücken, den Patienten im Unklaren lassen<br>▶ Patienten zu etwas drängen, das er nicht möchte<br>▶ Stoppsignale übergehen |
| »Vermeide, dich hilflos zu fühlen« (Hilflosigkeit) | Don'ts | ▶ sich von Hilflosigkeit und Resignation anstecken lassen und diese nicht verbergen, z. B. nach Problemschilderung (zu) lange Pausen lassen und abwarten<br>▶ im Analysieren verharren ohne Veränderungsschritte, resp. -möglichkeiten aufzuzeigen<br>▶ Misserfolgen, Rückfällen zu viel Raum geben |
| »Vermeide zu Versagen« (Versagen) | Don'ts | ▶ zu viel unnötigen Aktivismus<br>▶ Misserfolgen, Rückfällen zu viel Raum geben<br>▶ Patienten in Überforderungssituationen bringen (zu schwierige Hausaufgaben, nicht einhaltbare Vereinbarungen etc.)<br>▶ Patienten unterfordern und ihnen damit signalisieren, dass ihnen nichts zugetraut werden kann. |

# 10 Mein Wissen überprüfen

Dieses Kapitel soll Sie dabei unterstützen, Ihren Wissensstand zu den Konzepten der Plananalyse zu überprüfen und die Techniken auszuprobieren. Hierfür haben wir Arbeitsblätter mit Fragen und Aufgaben zusammengestellt, die zu eigenen Überlegungen anregen. Am Ende des Kapitels finden Sie Lösungsbeispiele zu den Fragen und Übungen. Vereinzelt finden sich Inputs, die über die beschriebenen Inhalte hinausgehen. Diese erweitern und vertiefen Ihr Verständnis der Plananalyse.

## Arbeitsmaterial dieses Kapitels

**AB 5 Wissensüberprüfung: Unterscheidung instrumentelles und reaktives Verhalten**
Dieses Arbeitsblatt lädt dazu ein, Verhalten als reaktiv oder instrumentell einzuordnen. Bei instrumentellem Verhalten werden Sie aufgefordert, einen dazugehörenden Plan zu erschließen.

**AB 6 Wissensüberprüfung: Verhalten einordnen**
Hier ist Ihre Aufgabe, Verhalten einem Plan zuzuordnen (nach Caspar, 2018). Die Unterscheidung in zielorientierte, intrapsychische und interaktionelle Pläne kann Ihnen dabei helfen, die Zielkomponente eines Plans besser zu verstehen.

**AB 7 Wissensüberprüfung: Analyseformen in der Plananalyse**
Dieses Arbeitsblatt leitet Sie dazu an, anhand von zwei kurzen Fallbeispielen die Analyseformen der Plananalyse umzusetzen und kurze Planstrukturen zu erstellen.

**AB 8 Wissensüberprüfung: Emotionen in der Plananalyse einordnen**
Hier werden Sie dazu angeregt, Emotionen in der Plananalyse einzuordnen.

**AB 9 Wissensüberprüfung: Konfliktschema und Schemakonflikt**
Anhand von zwei Fallbeispielen können Sie überprüfen, ob Sie die beiden Konzepte *Schemakonflikt* und *Konfliktschema* verstanden haben und in der Plananalyse differenzieren können.

**AB 10 Wissensüberprüfung: Wie kann ich die ausgewählten Motive komplementär bedienen?**
Sie erhalten hier die Möglichkeit, anhand einer Patientenbeschreibung mit zugehöriger Planstruktur zu überlegen, mit welchen komplementären Verhaltensstrategien Sie die Motivorientierte Beziehungsgestaltung umsetzen würden.

**AB 11 Wissensüberprüfung: Frames**
Anhand des Fallbeispiels von Frau Neroli, die an einer Depression leidet, erstellen Sie als ergänzenden Informationsträger einen Frame.

AB 5 • Ü

## Wissensüberprüfung: Unterscheidung instrumentelles und reaktives Verhalten

Die Unterscheidung zwischen instrumentellem und reaktivem Verhalten ist für das Erstellen einer Plananalyse zentral. Bitte ordnen Sie das nachfolgende Verhalten ein.

| **Einordnung Verhalten** | **Reaktiv** | **Instru-mentell** | **Falls Instrumentell: Welchem Plan könnte das Verhalten dienen?** |
|---|---|---|---|
| Jana hört direkt neben sich einen lauten Knall. Sie erschreckt sich und zuckt merklich zusammen. | × | | |
| Felix sieht das Schild eines Eisverkäufers und bettelt hartnäckig um ein Eis. | | × | »Bring deine Mutter dazu, dir ein Eis zu kaufen!« |
| Nathan hat sich zum Abendessen mit Lara verabredet und bringt ihr Blumen mit. | | | |
| Yusuf hört zum ersten Mal, dass seine Cousine ein Baby bekommt. Seine Augen weiten sich. | | | |
| Sandra verlangt den Geschäftsführer zu sprechen, nachdem ihrem Wunsch nicht entsprochen wird. | | | |
| Larissa kommen die Tränen, als der Tierarzt sie informiert, dass ihrem Hund nicht mehr geholfen werden kann. | | | |
| Enrique berichtet stolz, als einziger mit einer sehr guten Note im Examen abgeschlossen zu haben. | | | |
| Nahom redet Liam beruhigend zu, als dieser im Fahrstuhl eine Angstattacke hat. | | | |
| Jennifer lästert in der Teamsitzung spöttisch über die Leistung ihrer Arbeitskollegin. | | | |
| Nina erzählt ihrem Partner, was ihr heute alles zugestoßen ist. | | | |

 

AB 6 • Ü

# Wissensüberprüfung: Verhalten einordnen

Verhalten und Plane können

- **einem konkreten Ziel dienen: zielorientiert** (»Erwerbe Kompetenz« → »Strebe den Facharzt / Fachpsychologentitel an«)
- **dem Selbstkonzept dienen: intrapsychisch** (»Zeige dich intellektuell« → »Sei Teil der Elite«)
- **eine Wirkung auf andere haben: interaktionell** (»Lacht sehr laut« → »Erreiche Aufmerksamkeit«)

Bitte füllen Sie die untenstehende Tabelle anhand der folgenden beiden Fragen aus:
(1) Welchem Plan könnte das Verhalten dienen?
(2) Welche weiteren Verhaltensweisen der Patientinnen würden Ihre Hypothese stützen?

Es gibt bei den Überlegungen zu Plänen keine inhaltlich richtigen oder falschen Antworten. Verschiedene Interpretationen sind möglich. Die Antwort muss jedoch konsistent zu den hypothesenstützenden Verhaltensweisen sein.

| **Plan**<br>**Verhalten** | **Zielorientiert / Ziel erreichen** | **Intrapsychisch / Selbstkonzept** | **Interaktionell / Eindruck erwecken** |
|---|---|---|---|
| »Joggt jeden Morgen« | »Sorge für deine Gesundheit!« | »Sei ein sportlicher Mensch!« | »Zeige dich sportlich!« |
| *Hypothesenstützende Verhaltensweise?* | Isst gesundheitsbewusst | Liest Sportmagazine | Kleidet sich betont sportlich |
| »Lehnt Unterstützung ab« | | | |
| *Hypothesenstützende Verhaltensweise?* | | | |
| »Fährt schnell Auto« | | | |
| *Hypothesenstützende Verhaltensweise?* | | | |
| »Macht aktiv und konzentriert in der Gruppentherapie mit« | | | |
| *Hypothesenstützende Verhaltensweise?* | | | |
| »Passt sich bei Konflikten rasch dem Gegenüber an« | | | |
| *Hypothesenstützende Verhaltensweise?* | | | |

AB 7 • Ü

# Wissensüberprüfung: Analyseformen in der Plananalyse

Fertigen Sie zwei kurze Planstrukturen an. Stellen Sie sich hierzu folgende Fragen:

(1) Welche Verhaltensweisen zeigen die Patientinnen und wozu dienen sie? (Bottom-up-Analyse)

(2) Welche Pläne scheinen für die Patientinnen besonders wichtig zu sein und wie sind sie in der Plananalyse eingebunden? (Analyse nach Kristallisationskern)

(3) Wie realisieren die Patientinnen ihre psychologischen Grundbedürfnisse? (Top-down-Analyse)

Führen Sie die entstandenen Skizzen zu einer möglichen Planstruktur zusammen.

**Fallbeispiel A: Frau Meier ist erschöpft**

Frau Meier widmet sich als alleinerziehende Mutter engagiert der Fürsorge ihrer beider Kinder. Sie genießt die Zeit mit ihren Kindern sehr, spürt sich ihnen tief und liebevoll verbunden und vermisst sie auch ein wenig, wenn sie von ihnen getrennt ist. Nach einem Wechsel auf der Chefetage und diversen Veränderungen im Unternehmen ist sie als Chefsekretärin durch emotionale und organisatorische Belastungen in ihrem Job jedoch so stark beansprucht, dass sie eigentlich viel Regenerationszeit benötigen würde. Sie verspürt Schuldgefühle, wenn sie ihre Kinder in der Obhut ihrer Mutter lässt, da sie die Erwartung als Mutter an sich hat, dass sie so viel wie möglich für ihre Kinder da sein muss. Sie möchte ihre Mutter auch nicht überfordern. Frau Meier gerät in dieser Situation schließlich in einen Erschöpfungszustand und sucht sich professionelle Hilfe.

**Fallbeispiel B: Herr Müller weiß nicht mehr weiter**

Herr Müller hat die Beziehung zu seiner dominanten Ehefrau trotz Differenzen über viele Jahre insgesamt als befriedigend erlebt. In den letzten Jahren hat er die Gewohnheit entwickelt, ihr die anstehenden Entscheidungen zu überlassen. Er ist ein gutmütiger Mensch und so streiten sie sich weniger. Nun hat seine Frau ihm gegenüber Scheidungsabsichten geäußert. Im Rahmen der räumlichen Trennung ist neben vielen anderen Dingen zu regeln, wie mit dem gemeinsamen Haus vorgegangen wird. Herr Müller entwickelt zunehmend Selbstzweifel und Ängste, die ihn so blockieren, dass er nicht mehr handlungsfähig ist. Er sucht professionelle Hilfe auf.

## Wissensüberprüfung: Emotionen in der Plananalyse einordnen

Skizzieren Sie Ausschnitte der möglichen Planstrukturen, um die gezeigten Emotionen einzuordnen.

Beispiel: Frau Widmar erzählt in der Therapiestunde von ihrer Kündigung und beginnt zu weinen. Sie bemüht sich sichtlich, das Weinen zu verstecken und ringt immer wieder um Fassung. Ihre Arbeit sei ihr sehr wichtig, sie sei seit 20 Jahren angestellt und stolz auf ihre gute Leistung. Sie sei in der ganzen Zeit nur drei Tage krank gewesen.

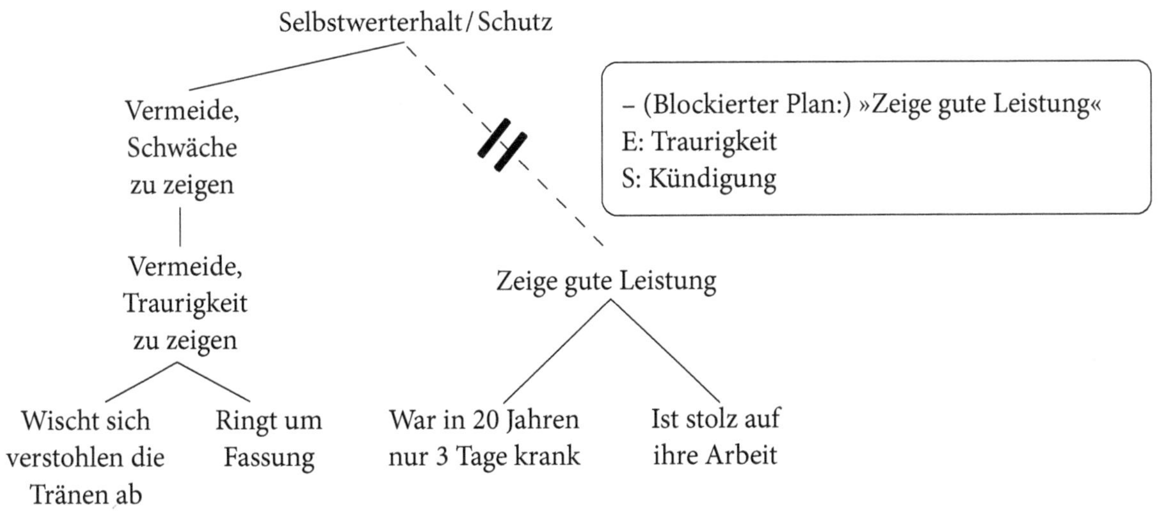


**Abbildung** Ausschnitt aus der Planstruktur von Frau Widmar

(a) Herr Marin zeigt sich in jeder Therapiesitzung irritiert-wütend: Er beschwert sich empört darüber, wie negativ die Gesellschaft sich entwickelt habe. Keiner zeige mehr Interesse an dem anderen, jeder sei nur sich selbst der Nächste und es gäbe keine Verbindung mehr zueinander.

(b) Frau Magyar lächelt immer wieder, während sie darüber berichtet, wie schwer belastet sie an der Lehrstelle wegen Mobbing sei. Sie reagiert auf kleine positive Anmerkungen des Therapeuten unmittelbar mit einer positiven Emotion. Darauf angesprochen, beschreibt sie dies als Teil einer Fassade, die sie immer zeige.

## Wissensüberprüfung: Emotionen in der Plananalyse einordnen

(c) Frau Zahir sitzt mit verschränkten Armen in der interdisziplinären Visite, die sie als sehr unangenehm empfindet. Sie antwortet kurz und »patzig« auf die gestellten Fragen und fragt nach einer Minute in genervtem Ton: »Darf ich jetzt gehen?«

(d) Frau Nuth sagt im Aufnahmegespräch, dass sie äusserst unangenehm werden könne, wenn sie übergangen werde. Dies resultiere aus ihrer Kindheitsgeschichte. Sie habe dann auch schon Mobiliar zerschlagen. Sie wolle dies einfach mitteilen, damit die Therapeutin Bescheid wisse, deshalb suche sie jedoch nicht die Therapie auf. Ihr Hauptproblem seien ihre Suizidgedanken, die vor allem dann aufträten, wenn sie sich einsam fühle.

(e) Herr Merz weint in der Therapiesitzung. Er hat vor zwei Monaten ein Kind angefahren und beschreibt, sich seitdem extrem schuldig zu fühlen. Er sei sehr bemüht, immer rücksichtsvoll zu fahren, habe das Auto aber nicht mehr vollständig zum Stillstand bringen können, als das Kind auf die Straße gelaufen sei. Er könne nachts nur noch sehr schlecht schlafen, habe Albträume und Gedankenkreisen. Er sei auch nur noch bedingt in der Lage, für seine eigenen Kinder da sein, was ihn ebenfalls belaste

AB 9 • Ü

# Wissensüberprüfung: Konfliktschema und Schemakonflikt

Erstellen Sie anhand der Fallbeschreibung Planstrukturen und entscheiden Sie, ob es sich bei den beschriebenen Schemata in Ihren Augen um ein Konfliktschema oder um einen Schemakonflikt handelt. Überlegen Sie, warum Sie Ihre Entscheidung so getroffen haben.

**Beispiel A: Frau Nunes**

Frau Nunes, eine 25-jährige Patientin, bricht mehrere Therapien ab, da sie sich von ihren Therapeuten nicht verstanden fühlt oder diese als überfordert mit ihr erlebt. Nach Eintritt auf der Psychotherapiestation schreibt sie der therapeutischen Leitung der Station einen zweiseitigen Brief, in dem sie um einen Therapeutenwechsel bittet. Unter anderem schreibt sie: »Während der Sitzung mit dem Therapeuten habe ich mich emotional blockiert gefühlt. Seine distanzierte Art hat in mir das Gefühl verstärkt, nicht gesehen oder verstanden zu werden. Diese Blockade führte dazu, dass ich minutenlang nicht in der Lage war, auf seine Fragen zu antworten. Trotz meiner deutlichen Reaktion und meines Rückzugs gab es von ihm keine empathische Rückmeldung, was mein Gefühl von Isolation weiter verstärkte. (…) Ich bin auf therapeutische Unterstützung angewiesen und bitte Sie daher, meinem Wunsch nach Therapeutenwechsel nachzukommen.«

In der Psychoedukationsgruppe kommt sie beim Thema *Psychologische Bedürfnisse* immer wieder auf das Bindungsbedürfnis zu sprechen und erwähnt ihre Angst vor naher Beziehung. Immer wenn sie eine neue Beziehung aufbauen möchte, fürchte sie, doch nicht geliebt, abgewertet und invalidiert zu werden. Dies führe dazu, dass sie sich schließlich doch nie auf eine neue Person einlasse. Sie verstehe nicht, weshalb sie ihr Bedürfnis nach Bindung nicht erfüllen könne. Sie fühle sich »blockiert«, einsam oder »abgetrennt«. Dieses Gefühl kenne sie bereits ihr ganzes Leben lang.

**Beispiel B: Herr Martin**

Herr Martin, ein 70-jähriger, deutlich jünger wirkender Patient, wird durch seinen Hausarzt für eine Psychotherapie zugewiesen. Er berichtet, seit einigen Jahren unter einem Tinnitus zu leiden und auf der Suche nach einer hilfreichen Therapie zu sein. In der Konsultation fällt auf, dass Herr Martin die meiste Zeit darüber redet, was er alles gerne unternimmt, wenn der Tinnitus weniger laut ist. Er berichtet, eine 70 cm dicke Mauer alleine gebaut zu haben, den großen Garten zu pflegen und instandzuhalten, und für seine Mutter alle Besorgungen zu erledigen. Er redet darüber, dass er gerne Sport treibe, dass er zum Beispiel Rennrad fahre, und erklärt der Therapeutin, wie wichtig körperliche Betätigung ist. Als er auf seine Erwartungen an die Therapie angesprochen wird, fragt er nach Medikamenten, die den Tinnitus zum Verschwinden bringen und seine Funktionsfähigkeit wiederherstellen sollen. Die Ehefrau bestätigt die Angaben des Patienten. Auf Nachfragen zum Alltag des Paares stellt sich heraus, dass die Ehefrau in der letzten Zeit das Haus großteils alleine bewirtschaftet, da der Patient sehr rasch überfordert ist. Er ruht sich bereits nach kleinen Tätigkeiten über mehrere Stunden aus, um eine Zunahme des Tinnitus zu vermeiden. Die vom Patienten beschriebenen Aktivitäten hätten in den letzten Jahren deutlich abgenommen. Im Allgemeinen ist er zwar meist noch in der Lage, Dinge zu tun, die ihm gut tun, insbesondere sich sportlich zu betätigen, verbringt jedoch viel Zeit im Bett. Auch aus seinem sozialen Leben, in dem er sich zuvor begeistert engagiert hat, hat er sich zunehmend zurückgezogen.

# Wissensüberprüfung: Wie kann ich die ausgewählten Motive komplementär bedienen?

Frau Müller ist eine 32-jährige Patientin, die vom Hausarzt wegen einer depressiven Episode und interaktionellen Problemen zum ersten Mal in die Klinik eingewiesen wird. Sie ist gelernte Kleinkindbetreuerin, Mutter dreier Kinder (5, 7 und 10 Jahre) und lebt getrennt vom Ehemann. Im akuten Zustand gelang es ihr nicht mehr, morgens aufzustehen, die Kinder zu versorgen und einen geregelten Tagesablauf einzuhalten. Sie leidet unter Schlafproblemen, ist gereizt, fühlt sich überfordert bzw. von Ehemann und den Angehörigen im Stich gelassen. Sie hat kaum soziale Kontakte, fühlt sich abgewiesen und unattraktiv. In der biografischen Anamnese berichtet sie von mehreren enttäuschenden Beziehungserfahrungen, Beziehungsabbrüchen und Zurückweisungen.

Frau Müller ist gegenüber dem Klinikaufenthalt äußerst ambivalent eingestellt, und es fällt ihr dementsprechend schwer, sich auf das Therapieprogramm einzulassen. Im Klinikalltag sind neben den depressiven Symptomen die interaktionellen Schwierigkeiten augenfällig: Sie gerät in Konflikte mit anderen Patienten, sie verhält sich fordernd gegenüber dem Behandlungsteam, sie bringt häufig Sonderwünsche an und fühlt sich nicht ernst genommen. Sie schwankt zwischen überfreundlichem und kritisierendem bzw. abwertendem Verhalten. Sie droht damit, die Klinik zu verlassen, und lässt das Behandlungsteam im Ungewissen bezüglich eventueller Suizidabsichten.

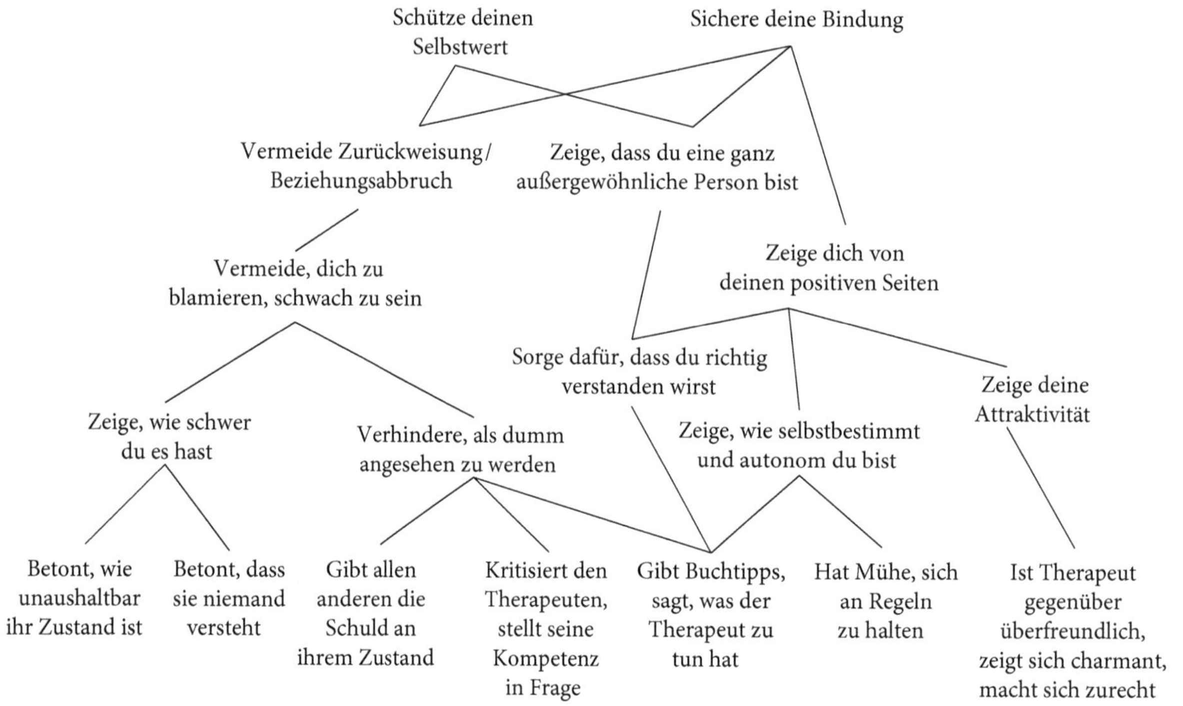


**Abbildung** Planstruktur von Frau Müller

# Wissensüberprüfung: Wie kann ich die ausgewählten Motive komplementär bedienen?

Es fällt dem Therapeuten schwer, eine gute Therapiebeziehung zur Patientin aufzubauen, weshalb er eine Plananalyse erstellt (s. Abb. o.). Im Vordergrund stehen für ihn der Plan »Zeige, dass du eine außergewöhnliche Person bist« mit den Unterplänen »Zeige dich von deinen positiven Seiten« und »Vermeide, dich zu blamieren und als schwach dargestellt zu werden«. Aufgrund der Vorgeschichte mit mehreren unglücklichen Beziehungserfahrungen stellt der Therapeut die Hypothese auf, dass die Pläne vor allem dazu dienen, Bindung herzustellen bzw. nicht erneut zurückgewiesen zu werden. Eine erneute Zurückweisung würde einerseits eine starke Bedrohung für ihren Selbstwert darstellen, andererseits die Angst verstärken, allein zu sein.

**a) Überlegen Sie sich mögliche Pläne und Strategien, um auf folgende Motive komplementär zu reagieren:**

- Motiv: »Zeige, wie selbstbestimmt und autonom du bist«
- Motive: »Zeige, wie schwer du es hast« und »Vermeide, dich zu blamieren oder bloßgestellt zu werden«
- Motive: »Verhindere, als dumm angesehen zu werden« und »Sorge dafür, richtig verstanden zu werden«
- Motiv: »Zeige, dass du eine ganz außergewöhnliche Person bist«
- Motiv: »Vermeide Zurückweisung / Beziehungsabbruch«

**Beispiel**

Motiv: »Zeige, wie selbstbestimmt und autonom du bist!«

→ komplementäre Pläne des Therapeuten: »Lasse der Patientin viel Freiraum, lasse sie entscheiden, folge der Auftragsdefinition der Patientin«

**b) Überlegen Sie ganz konkrete verbale Reaktionen auf das Verhalten der Patientin, Buchtipps zu geben. Nehmen Sie dabei an, dass es sich im konkreten Fall um Verhalten im Zusammenhang mit dem folgenden Plan handelt:**

- »Zeige, wie selbstbestimmt und autonom du bist!«
- »Sorge dafür, dass du richtig verstanden wirst!«
- »Verhindere, als dumm angesehen zu werden!«

**Beispiel**

Motiv: »Zeige, wie selbstbestimmt und autonom du bist!«

→ Komplementäres Verhalten des Therapeuten: »Ich bin beeindruckt, dass Sie sich selbst so viele Gedanken darüber machen, was für die Behandlung hilfreich sein könnte, und mir dazu auch Vorschläge machen. Wie möchten Sie bezüglich der Buchtipps vorgehen? Sie könnten beispielsweise das von Ihnen erwähnte Buch in die Sitzung mitbringen und mich auf die für Sie wichtigsten Stellen hinweisen. Was meinen Sie dazu?«

## AB 11 • Ü

# Wissensüberprüfung: Frames

Schreiben Sie einen Schemaframe mit den folgenden Komponenten: Situative Aktivierung, Biografischer Hintergrund, Grundannahmen über das Selbst, Grundannahmen über andere, Gedanken, Gefühle, Körperwahrnehmung, Verhalten.

Die 28-jährige Frau Neroli befindet sich in der 24. Schwangerschaftswoche und wird durch ihre Eltern zum Erstgespräch bei der Therapeutin begleitet. Der Hausarzt habe eine depressive Störung diagnostiziert und sie für die nächsten 2 Monate krankgeschrieben. Frau Neroli beschreibt Überforderung und große Unsicherheit in Bezug auf ihre Elternschaft. Sie frage sich ständig: »Wie soll ich das schaffen? Was, wenn ich dem Baby nicht gerecht werden kann?« Aufgrund dessen sei sie aus der gemeinsamen Wohnung mit ihrem Partner aus- und zu ihren Eltern zurückgezogen. Ihre Eltern seien zwar nun stets für sie da, sie habe aber den Eindruck, es gehe ihr auch dort immer schlechter, sie fühle sich blockiert und sei immer weniger selbstständig.

Ihre Mutter übernimmt teilweise die Erzählung für sie, worüber Frau Neroli erleichtert scheint. Die Mutter beschreibt, dass Frau Neroli schon immer eher verunsichert auf Veränderungen reagiert habe. Früher habe sie über längere Zeit angstlösende Medikamente eingenommen. Als Einzelkind sei sie schon immer sehr eng mit ihr und Ihrem Mann verbunden gewesen. Sie als Eltern würden alles dafür tun, um sie in dieser Situation zu unterstützen. Sie habe bereits ein Gesuch um unbezahlten Urlaub bei ihrem Arbeitgeber eingereicht. Frau Neroli fragt die Therapeutin wiederholt, was sie jetzt tun solle, um wieder mehr Sicherheit zu gewinnen. Dabei schaut sie sie hilfesuchend an.

Die Therapeutin erschließt untenstehenden Plan, den sie als zentralen Bestandteil eines Schemas vermutet. Die bisher gewonnenen Informationen möchte sie nutzen, um das Schema in einem Frame genauer zu beschreiben.

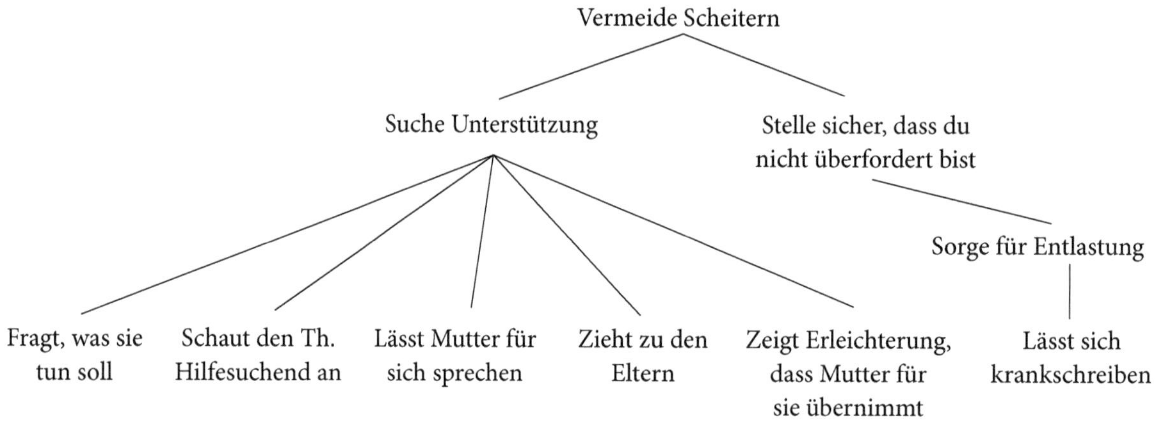


**Abbildung** Planausschnitt von Frau Neroli

# Hinweise und Lösungsbeispiele

### AB 5 Wissensüberprüfung: Unterscheidung reaktives und instrumentelles Verhalten

| Einordnung Verhalten | Reaktiv | Instrumentell | Falls Instrumentell: Welchem Plan könnte das Verhalten dienen? |
|---|---|---|---|
| Jana hört direkt neben sich einen lauten Knall. Sie erschreckt sich und zuckt merklich zusammen. | × | | |
| Felix sieht das Schild eines Eisverkäufers und bettelt hartnäckig um ein Eis. | | × | »Bring deine Mutter dazu, dir ein Eis zu kaufen!« |
| Nathan hat sich zum Abendessen mit Lara verabredet und bringt ihr Blumen mit. | | × | »Zeige ihr, dass du interessiert bist!«<br>»Mache ihr eine Freude!« |
| Yusuf hört zum ersten Mal, dass seine Cousine ein Baby bekommt. Seine Augen weiten sich. | ×[1] | | |
| Sandra verlangt den Geschäftsführer zu sprechen, nachdem ihrem Wunsch nicht entsprochen wird. | | × | »Setze dich durch!« |
| Larissa kommen die Tränen, als der Tierarzt sie informiert, dass ihrem Hund nicht mehr geholfen werden kann. | ×[1] | | |
| Enrique berichtet stolz, als einziger mit einer sehr guten Note im Examen abgeschlossen zu haben. | | × | »Erreiche Lob, Anerkennung!«<br>»Werde in deinen Leistungen gesehen!« |
| Nahom redet Liam beruhigend zu, als dieser im Fahrstuhl eine Angstattacke hat. | | × | »Beruhige deinen Freund, wenn er Angst hat!«<br>»Sei für deinen Freund da!« |
| Jennifer lästert in der Teamsitzung spöttisch über die Leistung ihrer Arbeitskollegin. | | × | »Werde gehört!«<br>»Sorge für Verbündete!« |
| Nina erzählt ihrem Partner, was ihr heute alles zugestoßen ist. | | × | »Teile dich mit!« |

[1]: Theoretisch könnte bei dieser Reaktion auch eine instrumentelle Komponente vermutet werden. Welchem Plan könnte das beschriebene Verhalten dienen?

**AB 6 Wissensüberprüfung: Verhalten einordnen**

| Plan<br>Verhalten | Zielorientiert / Ein Ziel erreichen | Intrapsychisch / Selbstkonzept | Interaktionell / Eindruck erwecken |
|---|---|---|---|
| »Joggt jeden Morgen« | »Sorge für deine Gesundheit!« | »Sei ein sportlicher Mensch« | »Zeige dich sportlich« |
| Hypothesenstützende Verhaltensweise? | Isst gesundheitsbewusst | Liest Sportmagazine | Kleidet sich betont sportlich |
| »Lehnt Unterstützung ab« | »Vermeide, dass dir jemand reinredet!« | »Schaffe es alleine« | »Zeige, dass du es drauf hast« |
| Hypothesenstützende Verhaltensweise? | Erzählt, wie er das Problem löst | Sucht lange den Gruppentherapieraum | Betont, dass er »ein Macher« sei |
| »Fährt schnell Auto« | »Komm schnell ans Ziel!« | »Sei ein rasanter Mensch« | »Zeige, dass du ein rasanter Mensch bist« |
| Hypothesenstützende Verhaltensweise? | Wird rasch ungeduldig | Regt sich auf, wenn etwas länger dauert | Betont, wie wichtig ihm Effizienz ist |
| »Macht aktiv und konzentriert in der Gruppentherapie mit« | »Krieg den Inhalt der Gruppe mit!« | »Entwickle dich« | »Zeige, dass du dabei bist« |
| Hypothesenstützende Verhaltensweise? | Stellt Fragen und notiert sich | Hat stets neue Hobbys | Spricht Gruppentherapeut danach an |
| »Passt sich bei Konflikten rasch dem Gegenüber an« | »Vermeide Konflikte!« | »Sei ein harmonischer Mensch« | »Sei umgänglich« |
| Hypothesenstützende Verhaltensweise? | Verlässt bei Konflikt den Raum | Bevorzugt friedfertige Mitmenschen | Ist für andere Mitmenschen da |
| »Ist jede freie Minute für sein / ihr Kind da« | »Verbringe Zeit mit deinem Kind!« | »Sei eine gute Mutter« | »Zeige, dass du eine gute Mutter bist« |
| Hypothesenstützende Verhaltensweise? | Gibt Hobby auf | Liest über Pädagogik | Redet darüber, wie sie sich aufopfert |

## AB 7 Wissensüberprüfung: Analyseformen in der Plananalyse

### Fallbeispiel A: Frau Meier ist erschöpft

Haben Sie es herausgefunden? Frau Meier kennen Sie bereits aus Kapitel 4.

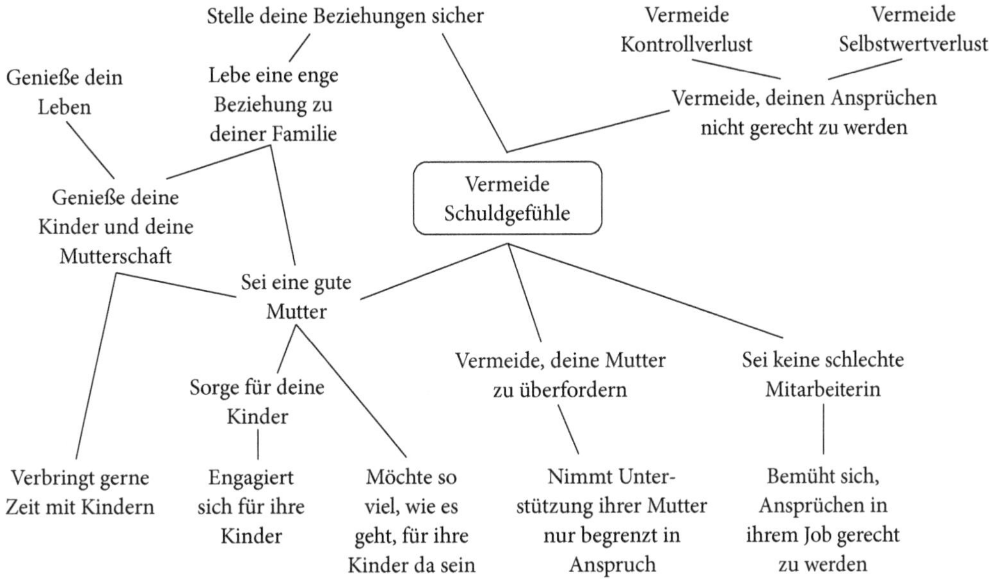


### Fallbeispiel B: Herr Müller weiß nicht mehr weiter

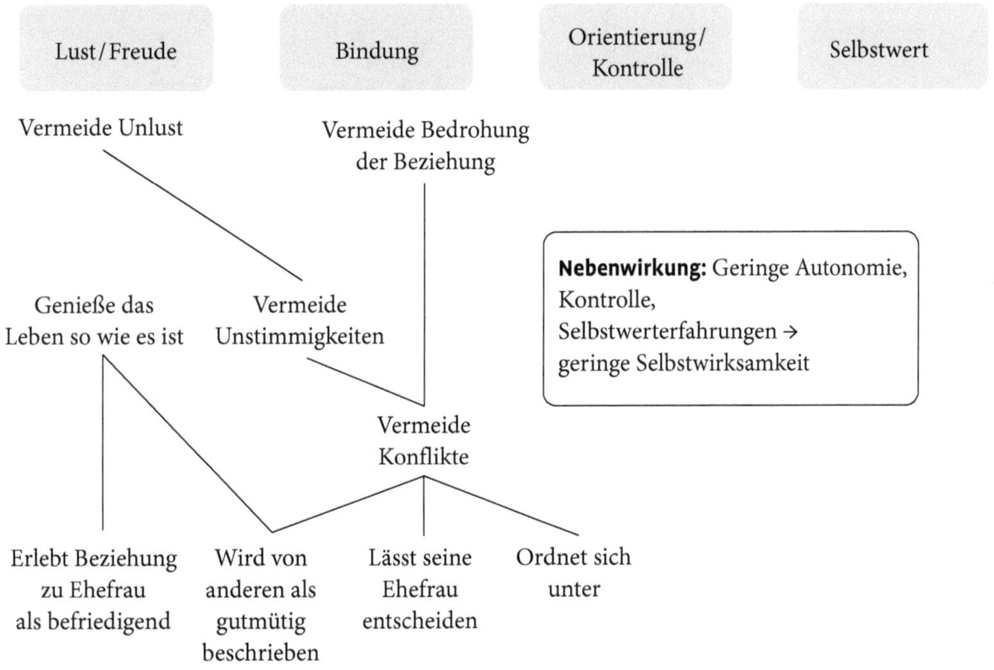

## AB 8 Wissensüberprüfung: Emotionen in der Plananalyse einordnen

a)

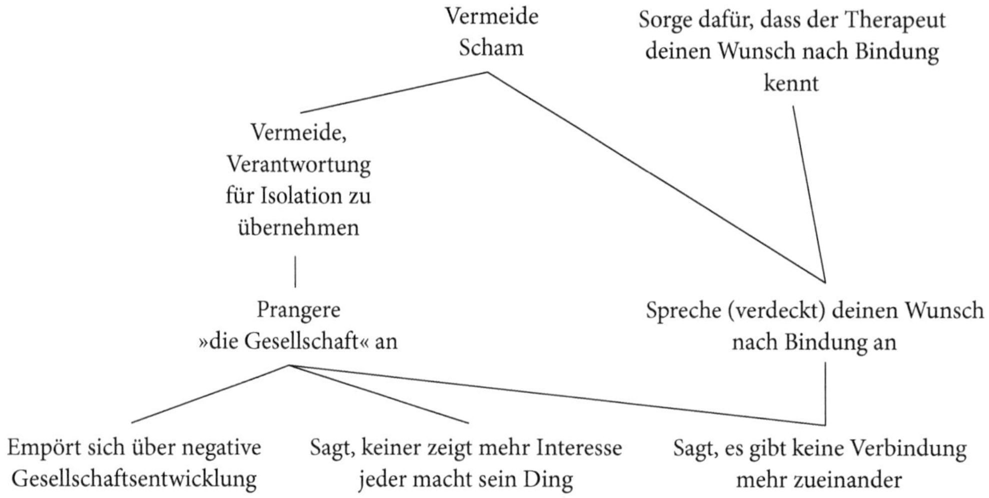


b)

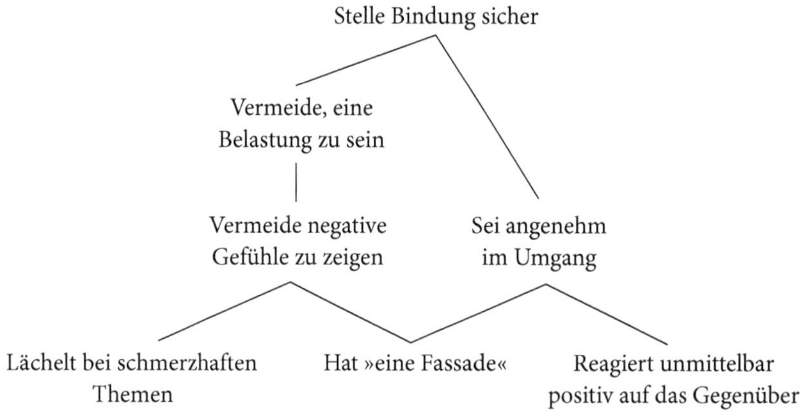


c)

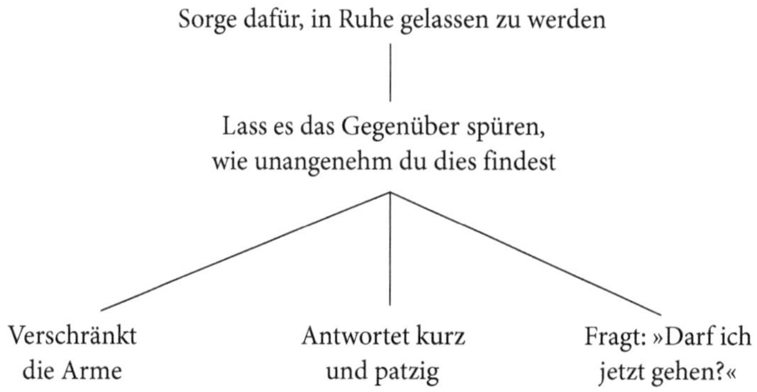

d)

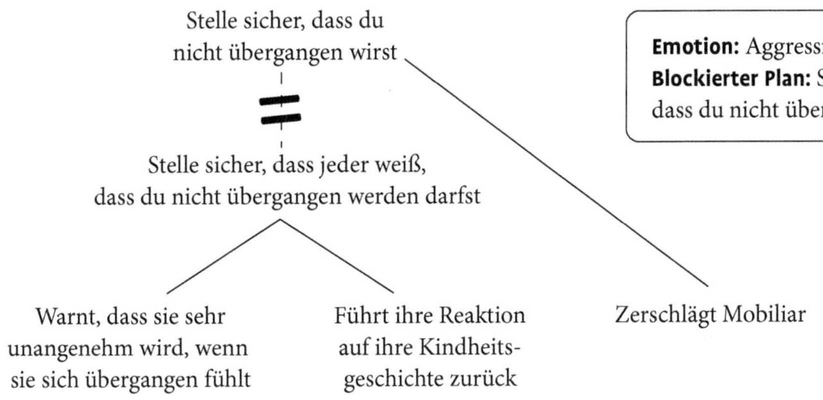


**Emotion:** Aggressivität
**Blockierter Plan:** Stelle sicher, dass du nicht übergangen wirst!

e)

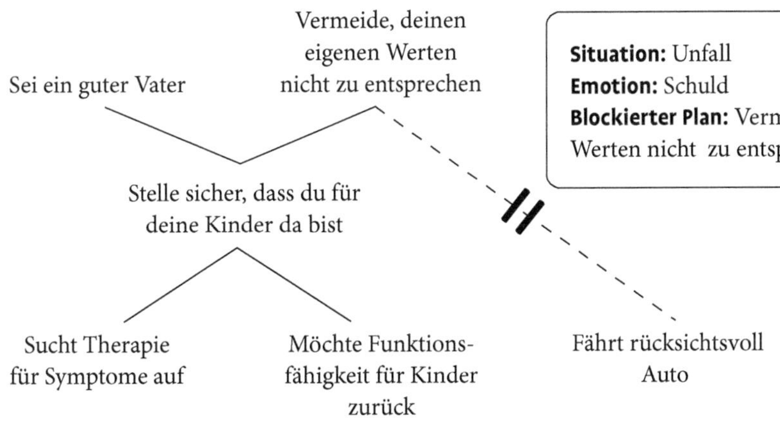


**Situation:** Unfall
**Emotion:** Schuld
**Blockierter Plan:** Vermeide, eigenen Werten nicht zu entsprechen!

## AB 9 Wissensüberprüfung: Konfliktschema und Schemakonflikt

### Beispiel A: Frau Nunes (Konfliktschema)

**Konfliktschema** »Suche emotionale Nähe, aber schütze dich«
**Situative Aktivierung:** Kontakt mit einer Person, die emotionale Nähe ermöglichen würde
**Annäherungskomponente:** Sorge für eine Beziehung, in der du emotionale Nähe spüren kannst!
**Vermeidungskomponente:** Vermeide Invalidierung und Abwertung!
**Gedanken:** Mal sehen, ob er kompetent genug ist!
**Gefühle:** Entfremdung/Isolation
**Körperwahrnehmung:** blockiert
**Verhaltensimpulse:** Abwertung, Beziehungsabbruch

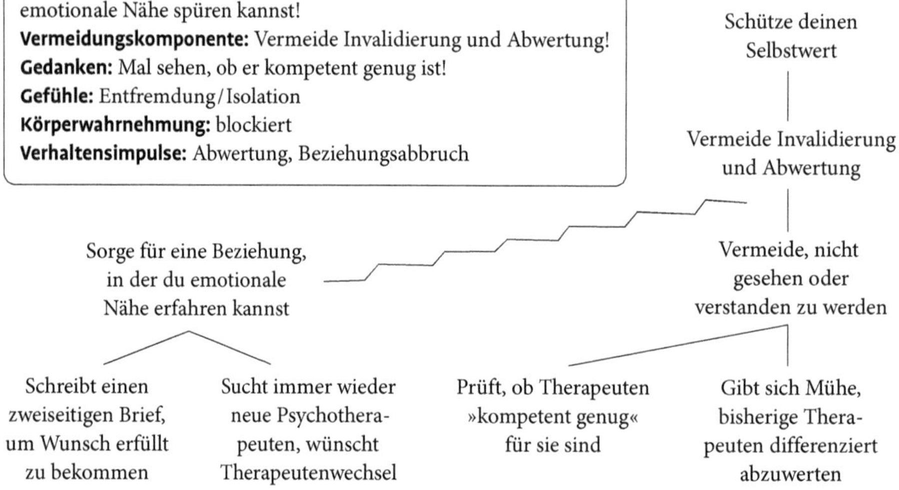


**Konfliktschema:** Je stärker der Plan »Sorge für eine Beziehung, in der du emotionale Nähe erfahren kannst« aktiviert ist, umso größer wird die Angst der Patientin, in der Beziehung erneut invalidiert und abgewertet zu werden. Bei Aktivierung des einen Plans wird unmittelbar dazu auch der andere Plan hervorgerufen und umgekehrt. Das Konfliktschema sorgt damit für konstant wahrgenommene Diskordanz, wodurch die Bedürfnisspannung aufrechterhalten und verhaltensprägend bleibt.

### Beispiel B: Herr Martin (Schemakonflikt)

**Schema:** Selbstverwirklichung
**Zentraler Plan:** »Verwirkliche dich!«
**Annahme:** »Ein aktives Leben ist ein gutes Leben«
**Verhalten:** Sport treiben, soziale Kontakte pflegen

**Schema:** Symptomkontrolle
**Zentraler Plan:** Vermeide eine Zunahme des Tinnitus!«
**Annahme:** »Der Tinnitus ist unaushaltbar«
**Situation:** Äusserliche Anforderung
**Gedanken:** Jetzt könnte der Tinnitus wieder stärker werden
**Gefühl:** Angst
**Verhalten:** Rückzug, Ausruhen

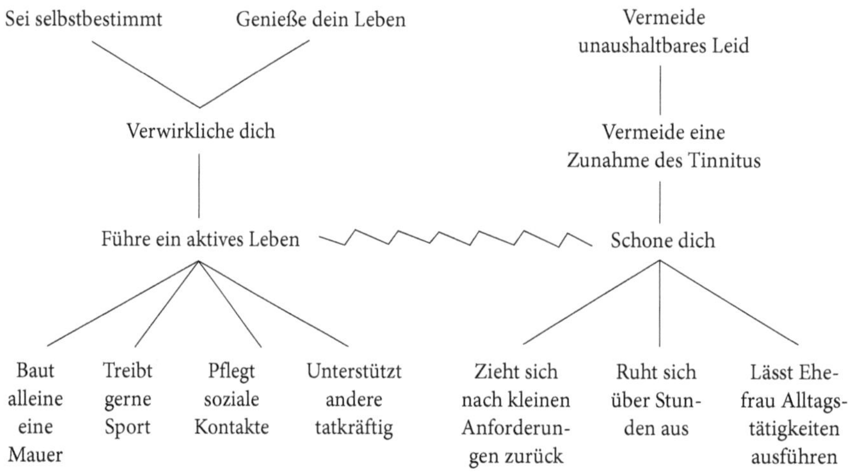

**Schemakonflikt:** Aufgrund des seit längerem bestehenden Tinitus hat der Patient den Plan «Schone dich« entwickelt, um eine Zunahme der störenden Ohrgeräusche zu vermeiden (Schema: «Vermeide eine Zunahme des Tinitus«). Der bei Anforderungen im Alltag rasch aktivierte Plan führt dazu, dass der Patient in vielen Lebenssituationen eine äußerst geringe Funktionsfähigkeit erlebt. Dies kollidiert mit dem Plan »Führe ein aktives Leben«, wodurch der Patient bis zum Auftreten des Tinnitus eine hohe Lebensqualität herstellen konnte, der sich also lange Jahre hindurch als funktional erwiesen hat. Im Kontext der Erkrankung an Tinnitus verhindert der einseitig auf Aktivität ausgerichtete Selbstverwirklichungsplan wiederum eine entspanntere Alltagsgestaltung, die zur Bewältigung des Tinnitus beitragen könnte.

### AB 10 Wissensüberprüfung: Wie kann ich die ausgewählten Motive komplementär bedienen?

a)

- Motiv: »Zeige, wie schwer du es hast« und »Vermeide, dich zu blamieren und als schwach dargestellt zu werden« → Komplementäre Pläne des Therapeuten: »Stelle die Probleme nicht als persönliche Schwäche, sondern als menschlich und nachvollziehbar dar! Normalisiere! Suche gemeinsames Erklärungsmodell! Wertschätze Bemühungen der Patientin im Umgang mit dem Problem! Stelle das Leiden nicht in Frage!«
- Motiv: »Verhindere, als dumm angesehen zu werden« und »Sorge dafür, richtig verstanden zu werden« → Komplementäre Pläne des Therapeuten: »Interessiere dich für Patientin, frage nach, ermuntere Patientin, dir mitzuteilen, wenn sie sich unverstanden fühlt! Achte darauf, Patientin nicht als defizitär hinzustellen! Hebe hervor, und nutze das, was Patientin kann!«
- Motiv: »Zeige, dass du eine ganz außergewöhnliche Person bist« → Komplementäre Pläne des Therapeuten: »Nimm Patientin wahr, zeige Bewunderung, wann immer möglich! Zeige, dass du interessiert bist an ihr, insbesondere auch dann, wenn sie sich nicht überhöht darstellt!«
- Motiv: »Vermeide Zurückweisung / Beziehungsabbruch!« → Komplementäre Pläne des Therapeuten: »Biete eine stabile Beziehung, gerade auch dann, wenn die Patientin sich nicht außergewöhnlich zeigt!«

b)

- Komplementäres Verhalten zu: »Sorge dafür, richtig verstanden zu werden«. Der Therapeut formuliert sein Bestreben, die Patientin gut zu verstehen: »Ich finde es toll, dass Sie sich überlegen, wie ich Sie besser verstehen könnte. Weil es mir ebenfalls sehr wichtig ist, Sie so gut wie möglich zu verstehen, ist es mir ein Anliegen, von Ihnen direkt zu hören, was Sie bewegt und was Sie fühlen. Es interessiert mich auch, was Sie sich jeweils überlegt haben und was Ihnen am erwähnten Buch bezüglich Ihres eigenen Empfindens wichtig erscheint. Zudem möchte ich Sie sehr bitten, mich jeweils unmittelbar darauf hinzuweisen, wenn Sie den Eindruck haben, dass ich Sie nicht genügend oder nicht richtig verstehe.«
- Komplementäres Verhalten zu: »Verhindere, als dumm angesehen zu werden«. Der Therapeut achtet ganz besonders darauf, die Patientin nicht als defizitär darzustellen, sondern ihr viel Anerkennung zu vermitteln und zu zeigen, dass er sehr wohl wahrnimmt, was sie alles kann: »Es ist sehr hilfreich, dass Sie sich auch über Bücher mit sich und ihrer Situation auseinandersetzen. Es zeigt, dass Sie sich viele Gedanken machen und immer wieder selber versuchen, Ihre Probleme zu lösen. Wir können von dieser Vorarbeit am besten profitieren, wenn wir dort anknüpfen, wo Sie in Ihren Überlegungen gerade stehen. Vielleicht könnten wir Punkte des Buches anschauen, die Ihnen besonders wichtig sind.«

## AB 11 Wissensüberprüfung: Frames

**Schema:** Selbstunsicherheit/Versagen
**Zentraler Plan:** »Vermeide Scheitern»
**Situative Aktivierung:** neue, unbekannte Situationen, aktuell Schwangerschaft
**Biographischer Hintergrund:** umhütetes Einzelkind mit reduzierten Möglichkeiten für den Erwerb von Selbstwirksamkeit
**Grundannahmen über das Selbst:** Ich bin schwach
**Grundannahmen über andere:** Die anderen können es besser
**Gedanken:** Ich weiss nicht ob ich das schaffe!
**Gefühle:** Unsicherheit
**Körperwahrnehmung:** blockiert
**Verhalten:** krankschreiben lassen, Nähe von ihren Eltern suchen, Therapie aufsuchen

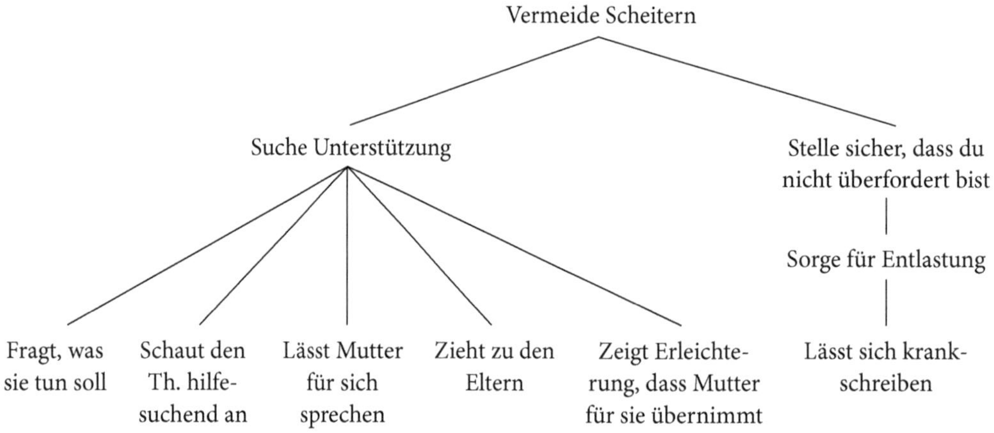

# 11 Wo kann ich mehr erfahren?

Dieses Kapitel umfasst eine Auflistung von Literatur zur Vertiefung und Ergänzung der Inhalte dieses Buches. Die Auswahl erhebt keinen Anspruch auf Vollständigkeit. Sie beruht auf unseren persönlichen Empfehlungen und dem Feedback von Ärzten und Psychologen in unseren Weiterbildungen.

## Informationsmaterial dieses Kapitels

**INFO 71 Literaturempfehlungen: Plananalyse**
Auf diesem Informationsblatt stellen wir Vertiefungs- und Ergänzungsliteratur zur Plananalyse vor.

**INFO 72 Literaturempfehlungen: Motivorientierte Beziehungsgestaltung**
Auf diesem Informationsblatt stellen wir Vertiefungs- und Ergänzungsliteratur zur Motivorientierten Beziehungsgestaltung vor.

**INFO 73 Literaturempfehlungen: Konzeptnahe therapeutische Ansätze**
Diejenigen, die mehr Wissen darüber erwerben möchten, wie sie klärungs- oder schematherapeutisch arbeiten können, erhalten in den hier vorgestellten Büchern Inspiration.

INFO 71 • Ⓥ

# Literaturempfehlungen: Plananalyse

**Caspar, F. (2018). Beziehungen und Probleme verstehen: Eine Einführung in die psychotherapeutische Plananalyse. Göttingen: Hogrefe.**
Das Buch von Franz Caspar ist das Standardwerk zur Plananalyse. Es bietet einen differenzierten Überblick über die Hintergründe, Grundlagen und Techniken der Plananalyse und beschreibt diese in zahlreiche Fallbeispielen und Übungen. Die Inhalte des vorliegenden Bandes können mit der Lektüre des Buches vertieft und erweitert werden.

**Caspar, F. (2024). Responsivität. Psychotherapie, 69, 40–48**
In diesem Artikel beschreibt Franz Caspar das Konzept der Responsivität, das heißt die Berücksichtigung individueller Voraussetzungen der Patientinnen für die Bereitstellung optimaler Psychotherapie. Die Konzepte der Plananalyse und der Motivorientierten Beziehungsgestaltung nehmen dabei eine zentrale Stellung ein. Caspar diskutiert darüber hinaus gehende Überlegungen zur Responsivität in der Psychotherapie.

**Caspar, F. (2022). Optimizing Psychotherapy with Plan Analysis. In T.D. Eells (Ed.), Handbook of Psychotherapy Case Formulation (3rd ed., pp. 209–251). New York: Guilford.**
In diesem Buchkapitel erklärt Franz Caspar die Hintergründe und den Nutzen der Plananalyse für die Psychotherapie gut verständlich und praxisnah, für alle diejenigen, die sich nicht durch die englische Sprache abschrecken lassen.

**Grawe, K. (1998). Psychologische Therapie. Göttingen: Hogrefe.**
**Grawe, K. (2004). Neuropsychotherapie. Göttingen: Hogrefe.**
Die beiden Bücher von Klaus Grawe sind die Standardwerke zur Beschreibung der Konzepte der Allgemeinen Psychotherapie und Neuropsychotherapie. Grawe beschreibt darin die Hintergründe, die zur Entwicklung der Plananalyse geführt haben. Sie finden dort die im ersten Kapitel dieses Bandes kurz zusammengefassten Grundlagen und Konzepte ausführlich beschrieben. Das Buch dient dazu, das psychologische Störungsverständnis hinter der Plananalyse besser zu verstehen.

**Fliegel, S. & Minkner, M (2021). Plananalyse und Motivorientierte Beziehungsgestaltung. Tübingen: DGVT-Verlag.**
In diesem Video wird die Durchführung einer Plananalyse und die Motivorientierte Beziehungsgestaltung am Patienten präsentiert. Wir empfehlen das Video zur Veranschaulichung der Plananalyse und Motivorientierten Beziehungsgestaltung. Die Lehrtherapeutin Martina Minkner liefert neben der qualitativ hochwertigen Umsetzung der Plananalyse ein wunderbares Beispiel für die Umsetzung der Erkenntnisse in der Therapie.

**Burri, A. (2025). »Sei perfekt«. Grundbedürfnisse und Lebenspläne spielerisch erarbeiten. Weinheim: Beltz.**
Die Psychologin Andrea Burri hat ein Set von 150 Karten mit Verhaltensweisen, Plänen und Bedürfnissen entwickelt, mit dem eine Planstruktur erstellt und abgebildet werden kann. Dieses Kartenset ermöglicht einen spielerischen Zugang zur Plananalyse und kann auf verschiedene Arten durch den Therapeuten, auch gemeinsam mit dem Patienten, genutzt werden.

## Literaturempfehlungen: Motivorientierte Beziehungsgestaltung

**Caspar, F. & Belz, M. (2017). Motivorientierte Beziehungsgestaltung. In E.-L. Brakemeier & F. Jacobi (Hrsg.), Verhaltenstherapie in der Praxis (S. 54–65). Weinheim: Beltz.**
In diesem Buchkapitel geben Franz Caspar und Martina Belz eine kurze, sehr praxisnahe Einführung zur Motivorientierten Beziehungsgestaltung. Anhand von Beispielen erläutern sie Vorgehen und Fallstricke bei der Umsetzung der Motivorientierten Beziehungsgestaltung.

**Flückiger, C. & grosse Holtforth, M. (2022). Bedürfnisorientierung in der Psychotherapie: Motivorientierte Beziehungsgestaltung und ressourcenorientierte Gesprächsführung. In R. Frank & C. Flückiger (Hrsg.), Therapieziel Wohlbefinden, Ressourcen aktivieren in der Psychotherapie (S. 137–146) Heidelberg: Springer.**
In diesem Buchkapitel beschreiben Christoph Flückiger und Martin grosse Holtforth den motivationalen Hintergrund menschlichen Verhaltens. Darauf basierend diskutieren sie die Bedeutung der therapeutischen Beziehung und Ressourcenaktivierung für die Bedürfnisbefriedigung. Sie vergleichen den Ansatz der Motivorientierten Beziehungsgestaltung mit der ressourcenorientierten Gesprächsführung.

**grosse Holtforth, M. & Castonguay L. (2005). Relationship and Techniques in Cognitiv-Behavioral Therapy – A Motivational Approach. Psychotherapy: Theory, Research, Practice, Training. 42 (4) 443–455.**
In diesem Artikel entwickeln Martin grosse Holtforth und Louis Castonguay einen motivationalen Ansatz für die Kognitive Verhaltenstherapie. Sie beschreiben darin, wie mit dem Ansatz der Motivorientierten Beziehungsgestaltung alle Aspekte der therapeutischen Allianz – Affektive Bindung, Zielübereinstimmung und Übereinstimmung bezüglich des Vorgehens – angesprochen werden.

**Sachse, R. (2016). Therapeutische Beziehungsgestaltung. Göttingen: Hogrefe.**
Neben Klaus Grawe und Franz Caspar haben sich auch andere Autoren mit komplementären Ansätzen in der Beziehungsgestaltung befasst. Insbesondere Rainer Sachse hat viele Ideen zur komplementären Beziehungsgestaltung entwickelt und spezifisch für Patienten mit Interaktionsstörungen beschrieben. Im Buch von Rainer Sachse finden Sie hilfreiche und sehr konkrete Empfehlungen für die therapeutische Beziehungsgestaltung bei den Beziehungsmotiven »Anerkennung«, »Wichtigkeit«, »Verlässlichkeit«, Solidarität«, »Autonomie« und »Grenzen«.

**Stucki, C. & Grawe, K. (2007). Bedürfnis- und Motivorientierte Beziehungsgestaltung. Psychotherapeut, 52, 16–23.**
Im Artikel von Christoph Stucki wird das Konzept der Bedürfnis- und Motivorientierten Beziehungsgestaltung zusammengefasst. Es finden sich konkrete Handlungsanweisungen für die therapeutische Beziehungsgestaltung in Bezug auf die vier Grundbedürfnisse Orientierung und Kontrolle, Bindung, Selbstwert und Wohlbefinden.

INFO 73 • V

## Literaturempfehlungen: Konzeptnahe therapeutische Ansätze

**Sutter, M. & Greenberg, L.S. (2021). Praxis der Emotionsfokussierte Therapie. München: Ernst Reinhardt.**
Wir empfehlen dieses Buch, wenn Sie primär emotionsfokussiert an den Emotionen von Patientinnen arbeiten möchten. Aus der klinischen Erfahrung der Autoren lässt sich die prozess- und erlebensorientierte Emotionsfokussierte Psychotherapie nach Leslie Greenberg und die motivationale Perspektive der Plananalyse gewinnbringend kombinieren. Dies unterstützt die therapeutische Responsivität gegenüber Patientinnen außerordentlich.

**Sachse, R. (2002). Klärungsorientierte Psychotherapie. Göttingen: Hogrefe.**
In diesem Buch von Rainer Sachse finden Sie eine ausführliche Zusammenfassung der theoretischen Grundlagen und Interventionen der Klärungsorientierten Psychotherapie. Die Inhalte des Buches sind für all diejenigen interessant, die sich mehr Wissen und Orientierung in klärungsorientierten Herangehensweisen wünschen um die in der Plananalyse identifizierten motivationalen Konflikte inhaltlich zu bearbeiten.

**Jacob, G. & Arntz, A. (2015). Schematherapie in der Praxis. Weinheim: Beltz.**
Die Schematherapie stellt im Gegensatz zur Plananalyse weniger ein Analyseinstrument als vielmehr ein System zur Einordnung und Therapie dysfunktionaler Schemata dar. Auch in der Plananalyse häufig anzutreffende dysfunktionale Inhalts- und Bewältigungsschemata werden in Verbindung mit konkreten klärungs- und bewältigungsorientierten Interventionen gesetzt.

**Sachse R. (2014). Emotionen und Affekte in der Psychotherapie. Göttingen: Hogrefe.**
Wir empfehlen denjenigen dieses Buch, die vertiefende Informationen zur Bedeutung von Emotionen aus kognitiv-klärungsorientierter Perspektive suchen. Der Fokus des Buches liegt auf der Beschreibung von emotions- und prozesstheoretischem Wissen. Damit können Therapeutinnen ihr Verständnis für emotionale Blockaden und Prozesse, die sie in der Plananalyse identifizieren konnten, erweitern, was eine höhere Flexibilität bei emotionalen Schwierigkeiten im Therapieprozess ermöglicht.

# Literatur

Brüdern, J., Berger, T., Michel, K., Gysin-Maillart, A., Held, I.S. & Caspar, F. (2015). Are suicide attempters wired differently? A comparison with nonsuicidal depressed individuals using plan analysis. The Journal of nervous and mental disease, 203(7), 514–521.

Cacioppo, J.T. & Patrick, W. (2008). Loneliness: Human Nature and the Need for Social Connection. New York: Norton.

Caspar, F., Grossmann, C., Unmüssig, C. & Schramm, E. (2005). Complementary Therapeutic Relationship: Therapist Behavior, Interpersonal Patterns, and Therapeutic Effects. Psychotherapy Research, 15, 1–10.

Caspar, F. & Belz, M. (2017). Motivorientierte Beziehungsgestaltung. In E.-L. Brakemeier & F. Jacobi (Hrsg.), Verhaltenstherapie in der Praxis (S. 54–65). Weinheim: Beltz.

Caspar, F. (2018). Beziehungen und Probleme verstehen. Eine Einführung in die psychotherapeutische Plananalyse (4. Aufl.). Bern: Huber.

Caspar, F. (2024). Responsivität. Psychotherapie, 69, 40–48.

Caspar, F. (2024). A longitudinal view of an approach to responsiveness: Principles followed and lessons learned, Psychotherapy Research, 34, 8.

Caspar, F. (2008). Motivorientierte Beziehungsgestaltung – Konzept, Voraussetzungen bei den Patienten und Auswirkung auf Prozess und Ergebnisse. In M. Hermer & B. Röhrle (Hrsg.), Handbuch der therapeutischen Beziehung (S.527–558). Tübingen: DGVT-Verlag.

Epstein, S. (1990). Cognitive-experiential self-theory. In L. A. Pervin (Ed.), Handbook of personality: Theory and research (pp. 165–192). New York: Guilford.

Flückiger, C. & grosse Holtforth, M. (2022). Bedürfnisorientierung in der Psychotherapie: Motivorientierte Beziehungsgestaltung und ressourcenorientierte Gesprächsführung. In Therapieziel Wohlbefinden: Ressourcen aktivieren in der Psychotherapie (S. 137–146). Heidelberg: Springer.

Flückiger, C. & Wampold, B. (2018). Die Psychotherapie-Debatte. Was Psychotherapie wirksam macht. Göttingen. Hogrefe.

Grandjean, L., Hummel, J., Wyer, D., Beuchat, H., Caspar, F., Sachse, R., … & Kramer, U. (2021). Psychotherapeutic case formulation: Plan analysis for narcissistic personality disorder. Personality and Mental Health, 15, 309–316.

Gračanin, A., Krahmer, E., Rinck, M. & Vingerhoets, A. J. J. M. (2018). The Effects of Tears on Approach-Avoidance Tendencies in Observers. Evolutionary psychology: An international journal of evolutionary approaches to psychology and behavior, 16(3), 1474704918791058.

Grawe, K. & Dziewas, H. (1978). Interaktionelle Verhaltenstherapie. Mitteilungen der DGVT, Sonderheft 1 der Mitteilungen der DGVT, 27–49.

Grawe, K., Caspar, F. & Ambühl, H.R. (1990) Differentielle Psychotherapieforschung: Vier Therapieformen im Vergleich: Die Berner Therapievergleichsstudie. Zeitschrift für Klinische Psychologie und Psychotherapie, 19(4), 294–376.

Grawe K. (1998). Psychologische Therapie. Göttingen. Hogrefe.

Grawe, K. (2004). Neuropsychotherapie. Göttingen: Hogrefe.

Greenberg L.S., Rice, L.N. & Elliott, R. (2003) Emotionale Veränderung fördern. Paderborn: Junfermann.

grosse Holtforth, M. & Grawe, K. (2000). Fragebogen zur Analyse Motivationaler Schemata (FAMOS). Zeitschrift für Klinische Psychologie und Psychotherapie, 29(3), 170–179.

grosse Holtforth, M. & Grawe, K. (2003). Der Inkongruenzfragebogen (INK). Ein Messinstrument zur Analyse motivationaler Inkongruenz. Zeitschrift für Klinische Psychologie und Psychotherapie, 32(4), 315–323.

grosse Holtforth, M. & Castonguay L. (2005). Relationship and Techniques in Cognitive-Behavioral Therapy – A Motivational Approach. Psychotherapy: Theory, Research, Practice, Training, 42(4), 443–455.

Gysin-Maillart, A. (2021). ASSIP-Kurztherapie nach Suizidversuch: Attempted Suicide Short Intervention Program. Göttingen: Hogrefe.

Kanfer, F.H. & Saslow, G. (1965). Behavioral analysis: An alternative to diagnotisc classification. Archives of General Psychiatry, 12(6), 529–538.

Kramer, U., Rosciano, A., Pavlovic, M., Berthoud, L., Despland, J.N., de Roten, Y. & Caspar, F. (2011). Motive-Oriented Therapeutic Relationship in Brief Psychodynamic Intervention for Patients with Depression and Personality Disorders. Journal of Clinical Psychology, 67(10), 1017–1027.

Kramer, U. Berthoud, L., Keller, S. & Caspar, F. (2014a). Motive-oriented psychotherapeutic relationship facing a patient presenting with narcisstic personality disorder: A case study. Journal of Contemporary Psychotherapy, 44(2), 71–82.

Kramer, U., Kolly, S., Berthoud, L., Keller, S., Preisig, M., Caspar, F. (2014b). Effects of motive- oriented therapeutic relationship in a ten-session general psychiatric treatment of Borderline Personality Disorder: A randomized controlled trial. Psychotherapy and Psychosomatics, 83(3), 176–186.

Kramer, U., Flückiger, C., Kolly, S., Caspar, F., Marquet, P., Despland, J. N. & de Roten, Y. (2014c). Therapist responsiveness in borderline personality disorder. Unpacking the effects of therapist responsiveness in

borderline personality disorder: Motive-oriented therapeutic relationship, patient in-session experience and the therapeutic alliance. Psychotherapy, Psychosomatik, Medizinische Psychologie, 83, 176–186.
Merten, J. (2001) Beziehungsregulation in Psychotherapien: Maladaptive Beziehungsmuster und der therapeutische Prozess. Stuttgart: Kohlhammer.
Miller, G. A., Galanter, E. & Pribram, K. H. (1960). Plans and the structure of behavior. New York: Holt, Rhinehart & Winston.
Pfammatter, M. & Tschacher, W. (2012). Wirkfaktoren der Psychotherapie – eine Übersicht und Standortbestimmung. Zeitschrift für Psychiatrie, Psychologie und Psychotherapie, 60(1), 67–76.
Sachse, R (2002). Klärungsorientierte Psychotherapie. Göttingen: Hogrefe.
Sachse, R. (2016). Therapeutische Beziehungsgestaltung. Göttingen: Hogrefe.
Stucki, C. (2008). Motivorientierte Beziehungsgestaltung – Konsistenztheoretischer und neuropsychotherapeutischer Hintergrund, Anforderungen und Handlungsanweisungen für Therapeuten. In M. Hermer & B. Röhrle (Hrsg.), Handbuch der therapeutischen Beziehung (S. 559-577). DGVT-Verlag.
Stucki, C. & Grawe, K. (2007). Bedürfnis- und Motivorientierte Beziehungsgestaltung. Psychotherapeut, 52, 16–23.
Tschitsaz, A. & Stucki, C. (2013). Wirkfaktorengestützte Fallkonzeption und Therapieplanung in der praktischen Anwendung - eine Kurzform. Verhaltenstherapie & psychosoziale Praxis, 41(3), 569–578.